百年藥櫃九帖湯

——走訪飄香一世紀的中藥行

陳默安×語屋文創工作室

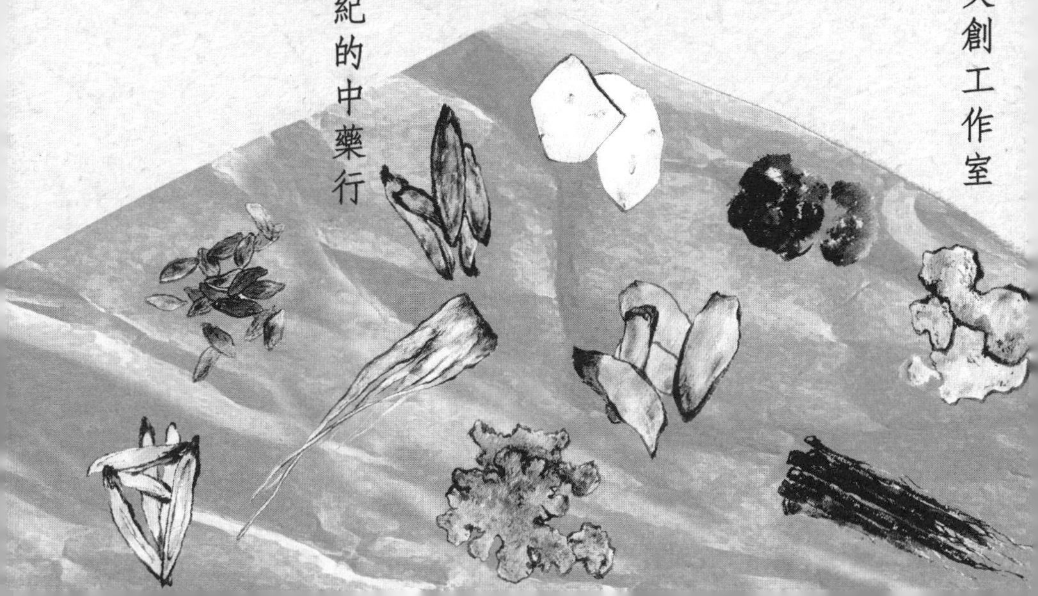

序

陳默安

我喜歡步行，撿拾搭車時容易遺漏的風景，尤其酷愛那種經過歲月沖刷的舊店面、老招牌。

臺灣的街頭總是五味雜陳的，混著食物、咖啡、汽機車廢氣、地面的腐爛樹果等種種氣味，你很難辨別那味道的來歷。然而，總有一股甘芳，一聞，便知道來源。

唸小學時，班上有一位家裡開中藥行的同學，身上永遠是同一種香氣：甘甘的，帶著草樹乾燥氣息；古早的，像靜置過千百個寒暑；沉穩的，彷彿凝凍在歲月裡。

如今，我連那位同學的名字都記不得，卻仍記得他周身散發的味道——那是專屬於中藥行的氣味，一種你我再熟悉不過的藥香。

中藥，對我輩而言，應該稱得上是十分熟悉的陌生人吧！

正值青春期的孩子，大多都吃過媽媽燉的四物、當歸；立冬之日，抓一帖十全燉補暖身；家裏櫥櫃深處，可能都放著幾瓶紅蓋透明長罐，裡頭裝著黑乎乎的藥丸或者黃褐色藥粉，開脾健胃或者化痰止咳；坐月子免不了湯湯水水中藥補品，安撫那懷胎生產不可避免之傷裂。

中藥是臺灣人生長記憶的一部分，如今，我們卻鮮少注意那些守在街道巷弄的中藥行，更別說走進去。

我住所的路口，就有一間老中藥行。每次經過，總忍不住多看兩眼。招牌蒙著厚厚的灰，刷漆斑駁，櫥窗櫃子皆已泛黃，室內燈光昏暗，長凳孤零零擺在一旁，店主總倚著櫃檯打著盹。有時未晚，鐵門已經拉下一半。印象中，從未看見顧客光臨。

那畫面，像是舊電影的一幕，即將被車水馬龍的世界遺忘，唯獨那藥行特有的香味依舊鮮活。

這般衰敗氣息並非特例。根據中藥商業同業公會資料顯示，相較於一九九三年全臺有近一萬五千多家中藥行，如今只剩下八千多家，平均一年減少兩百至三百家，且職業店主平均年齡高達六十五歲至八十歲。臺灣中藥面臨後繼無人，前景無光的困境。

箇中原因，並不僅僅是因為現代醫學進步，民眾對於中藥的依賴逐漸減少。政府一連串的政策，以及對於中藥產業的忽視，才是導致中藥行走向黃昏的主因。

一九九三年，政府推出《藥事法》，規定在一九七四年五月三十一日前領有中藥販賣業之藥商許可執照者，便可繼續經營中藥販賣。直到一九九八年，衛福部修訂《藥事法》第一〇三條，明訂一九九三年以前曾經審核、列冊的中藥從業人員，能夠繼續經營中藥販售業務；至於一九九三年後入行的中藥從業人員，除了須符合特定條件、修習一定中藥課程並經國家考試及格，才有資格從事中藥材販售、調劑中醫師處方藥品，或是製作傳統丸、散、膏、丹、煎藥等業務。

荒謬的是，政府修法之後，卻未訂定完善的中醫師制度，也沒有設立國家考試，讓許多有心繼承中藥產業的青年面臨「無試可考」的窘境，即使擁有豐富經驗及知識，仍不具備開業資格。

因此，一九九三年至今，將近三十年，政府再也沒有發出任何一張藥商證，連帶使得中藥行有減無增。也就是說，一旦那些擁有藥商證的長輩過世，也就等於宣告了藥行的末日。

末世來臨，父執凋零，迫使僅存的掌門人自那幽暗飄香的藥行內走上街頭。二〇一八年底，全臺超過千名中藥業者於衛福部門前集結，疾聲呼喊，要求政府正視中藥產業當前困境。那額綁布條、手舉抗議標語的人群中，有許多年輕臉孔。令人無法不去想：究竟是什麼原因，讓這些青年高聲嘶喊，奮力捍衛他人眼中過時的中藥產業？

或許有人要問，有些中藥行轉型做文創、發展周邊商品，不也經營得有聲有色？何苦固守傳統價值？

對於許多傳統產業來說，創新無疑是一種生存方式，然而，它們來時路的種種，其實是更值得被記憶、被珍視的風景。那不單純是一個商品，而是與這塊土地的人事物深深的連結，是曾在庶民生活中肩負療癒的重要角色，甚至是陪同臺灣走過貧困拮据、走過經濟起飛、走過萬丈高樓平地起的一頁歷史。

當我們的社會總是高喊著「尊重專業」的同時，政府的法規正無情蔑視著中藥產業的知識及積累。

傳統中藥產業採師徒制，習藝之門深似海，學徒一當就是三年起跳，成天泡在店裡學習識藥、切藥、炮製、加工，能否熬到出師全憑個人努力，真想獨當一面，還得讓師父點頭才通過。

但是，現行臺灣的教育體系並沒有完整的中藥師、管理技術士養成課程。此外，《藥事法》規定，藥學系學生只要修習十六個相關學分、共三百多個小時的課程，畢業後經過考試，即有經營中藥產業與調製藥劑的資格。

然而，中藥產業是積累數千年的知識學門，中藥材多達數千種，僅修過十六學分的藥師，如何能夠熟悉並且熟稔運用千百種藥材？看在那些一生苦心鑽研的業者眼中，自然難以接受。

更何況，傳統中藥產業利潤漸薄，收入相對較低，年輕一代藥師投入的意願並不高，人才斷層的現象，也成為不容忽視的問題。

愈是翻閱相關資料，愈是心驚：難道這一門珍貴的古老技藝，終將在現代社會漸被淘汰？

然而我總天真的相信，便利、便宜、快速、機械化之外，有著更重要的東西等著我們去看見，去珍惜。

於是我決定走訪臺灣各地的百年中藥行，為他們的故事留下紀錄。

中藥，對我輩而言雖然熟悉，卻也十分陌生且神祕。

在機器尚未出現之前，那些丹、膏、丸、散如何製作？店裡各種器具的使用「眉角」？如神話般的失傳祕方，當年耗費多少人力與時間才騰空出世？學徒熬成出師，必須經歷哪些苦楚與鍛鍊？

懷著種種好奇、種種疑問，我一介門外漢，走進一家家古色古香的中藥行，試圖掀開那一層一層的面紗，直視那些藥行堅持百年的立基與精神。

完成這本小書後，我發現，這些老藥行最珍貴的便是與這塊土地的故事，是一種歷經百年養成的文化。記錄下來的，不只是中藥行，而是曾與它共生共榮的臺灣景致。看似遙遠，卻與現在的我們有著切不斷的血脈，有著我們尚未理解的輝煌與風霜。

我不敢說，這本小書完整呈現了中藥行的風貌；但這些藥行就像散落在臺灣各地的星點，透過品味他們的故事，像是從另一種角度認識這片土地的各個角落，認識過去庶民的生活片段。那也許不是名留青史的豐功偉業，卻是先人們勤勤懇懇、一步一腳印活過的足跡。

倘若，我們能夠從那熟悉的藥香看見自己的根，或許對於現世，對於未來，能夠減輕一絲一毫的迷惘。

目錄

手足守護藥價底牌，蘭陽舊城廣生藥房

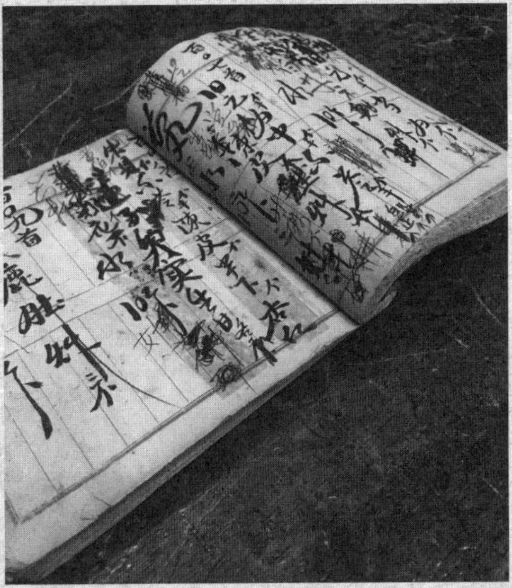

老藥簿。

（廣生藥房／提供）

義氣粉光雞：三米杯的水，燉出人參的油脂，染成一鍋琥珀色藥湯。掀蓋聞得參味撲鼻，入喉卻不見人參常有的腥苦，搭配紅棗、枸杞、當歸，帶出粉光參獨有的清香甜味。琥珀色藥湯滲入雞肉肌理，骨髓深處亦藏著微微甘氣。粉光參不燥不熱，一帖平涼藥湯，伴著老店走過百年歷史，也情義相挺鄰里的健康。

這條林立著許多中藥行的道路被稱為「中藥街」，馬路上三輪車來來往往，整條街生氣蓬勃。那時西醫、藥局還不普遍，幾乎每間中藥行都門庭若市，有人拿著廟宇求的藥籤前來抓藥，也有人只是單純來借用廁所、泡茶聊天，坐上一下午也很自在，濃郁的藥香中充滿著閩南語和潮州話的談笑聲。

廣生藥房便是這中藥街的一分子，店面旁恰好

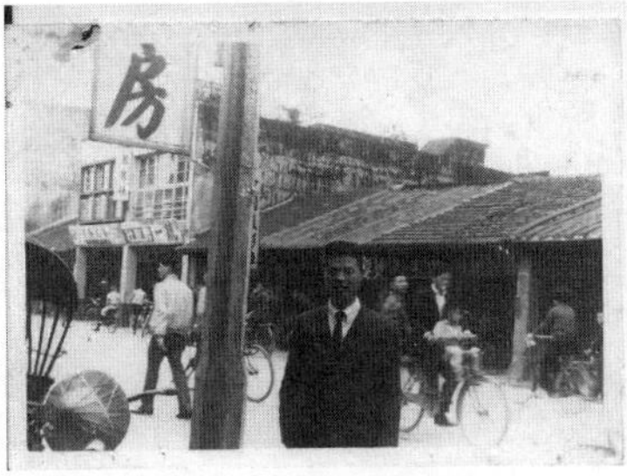

周鎮開友人攝於廣生藥房門口，背景即是當年的中藥街。

（廣生藥房／提供）

是三輪車招呼站，許多三輪車夫都會來這歇歇腿，買些店內兼賣的蜜餞零嘴補充體力，一有客人又拉起車，一趟一趟地跑。

這是約八十年前，宜蘭舊城中山路的真實面貌，是臺灣中藥行曾歷經的榮景，也是廣生藥房亟欲留下的珍貴歷史。

所有的故事，都從一個飄洋過海來臺打拚的青年開始。

潮州過臺灣，揹起一擔藥

按照潮州人的傳統，男子一旦成年就必須下南洋賺錢養家，因此許多青年懷抱著雄心壯志，分別前往泰國、越南、馬來西亞等地開創事業。一九一七年，剛成年的周騰芳先生從廣東潮陽渡過險峻的黑水溝，來到宜蘭挑起扁擔，到各市集叫賣藥材。一邊向盤商學習中藥知識一邊攢錢，歷經十年刻苦打拚，累積了資本與信譽，在這塊土地開啟了傳承四代的中藥事業。

現在，廣生藥房由第四代周東彥夫婦接手經營，承繼了曾祖父一代留下的器材與祕方，以創新思維進行新穎包裝與行銷，吸引更多人前來接觸飄散百年的中藥香。

堅持揮汗古法，祛除藥材微毒

經過整修的廣生藥房窗明几淨，一邊是擺放藥材的傳統百草櫃，另一邊則展示現代包裝的禮盒及茶包。新與舊，平衡了這間老店。店裡仍擺放著一張逾百年壽命的長椅凳，椅凳厚實穩重，不知承載過多少人重量的椅面變得光滑溫潤。藥船碾槽、手工製丸機這些與廣生藥房相同歲數的古老器材，便靜靜的被收藏在椅凳下。

在沒有機器大量生產的年代，細活非得仰賴慢工，晒乾的藥材得放進藥船碾槽內，用一雙腳來回出力碾磨，重複動作整整兩天才能將藥磨成生粉，再將藥粉放進手工製丸機手動壓製，才能產出一顆顆得來不易的藥丸；常見的當歸得經過加熱炮製及酒製，蒸晒過後用當歸夾一一夾扁再進行切片……這些在現代看來既繁瑣又費時的工法，卻是當時堅持品質唯一的途徑。

機器取代人力的今天，廣生藥房仍堅持手炒杜仲片。杜仲先下鍋乾炒，再加進一點鹽巴水及米酒繼續炒，一方面可提升藥性，一方面祛除杜仲本身的微毒性。一鍋杜仲至少需炒上四十分鐘，甚至一個多小時。

周東彥說，每當炒杜仲時，整間屋子都是那股特殊的苦甘香氣，站在鍋爐邊非常熱，手又必須不停翻攪，炒上一個小時已是人體極限，所以只能少量多次的炒，相當費工。

其實杜仲的價格並不高，廣生藥房卻寧可以肉體的辛勞延續曾祖父一路傳承的古法，成為店裡最自豪的堅持。

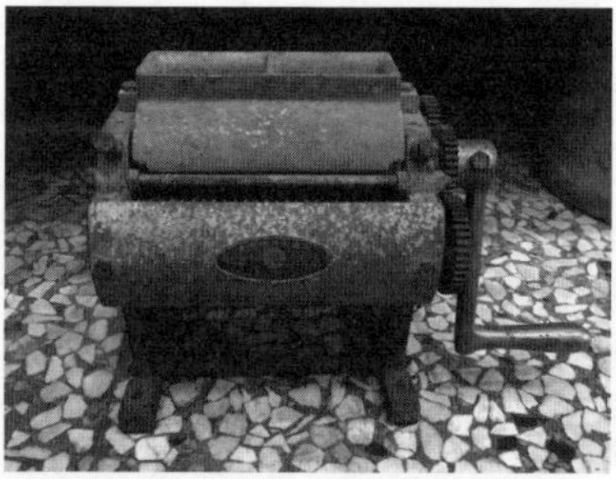

製丸機。

（語屋文創／攝影）

藥船碾槽、手工製丸機、當歸夾等器物，對於老中藥行而言並不罕見，然而一間中藥行若要延續百年之久，卻不是一件容易的事。

歷史推搡命運，意料之外的接班人

周騰芳先生雖在宜蘭創立廣生藥房，但妻小都還留在潮州，他與其他多數潮州男性一樣，按時寄錢回家，撫養一家大小。一九四九年，周騰芳的兒子周鎮開還只是個學生，趁著學校放長假，搭船來臺灣幫助父親料理藥行事宜，預計假期結束前再返回潮州上學。

未料，同年夏天國共內戰爆發，中華民國軍隊全面撤退來臺，臺灣宣布戒嚴，兩岸陷入對峙狀態。那一年，周鎮開以為自己終有一天還能回

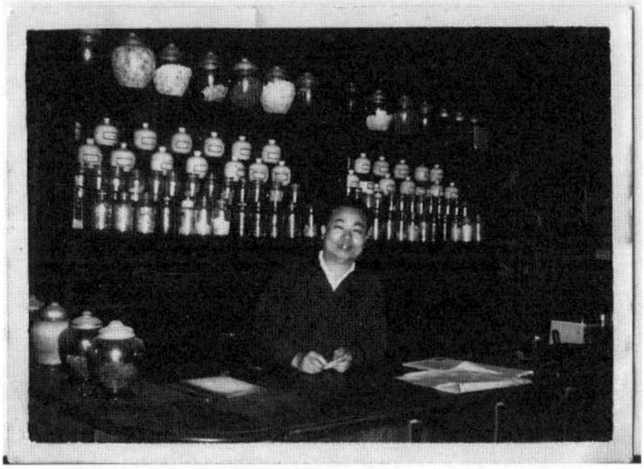

第二代店主周鎮開。

（廣生藥房／提供）

家，然而，在他過世之前，都還未能踏上故土探望親人。

倘若那年中華民國軍隊沒有撤退來臺，周騰芳先生很有可能帶著創業成果返鄉，與家人團圓。但是，沒有人能夠抵擋大時代的推搡，周鎮開便在臺灣落地生根，日後與妻子周劉惜香女士，從父親手中接過廣生藥房的擔子。

歷史的巨輪，不只影響了周騰芳一家，也連帶改變了地方。當年有許多潮州人，也隨著撤退來臺，不得不在宜蘭這處落腳，紛紛開了中藥行，也締造了中藥街的榮景。由於當時社會大眾對西醫還不熟悉，若身體出現各種症狀，總是相當仰賴中藥行。那時廣生藥房的咳嗽藥方相當有名，還被鄰里暱稱為「咳嗽藥周」，彷彿是多年老友般的親暱稱呼。

藥行同鄉之間也時常互相交流，甚至組成了兄弟會。宜蘭舊城區的城隍廟每隔兩年會舉辦一次大拜拜，在主要幹道中山路上一起舉辦流水席，

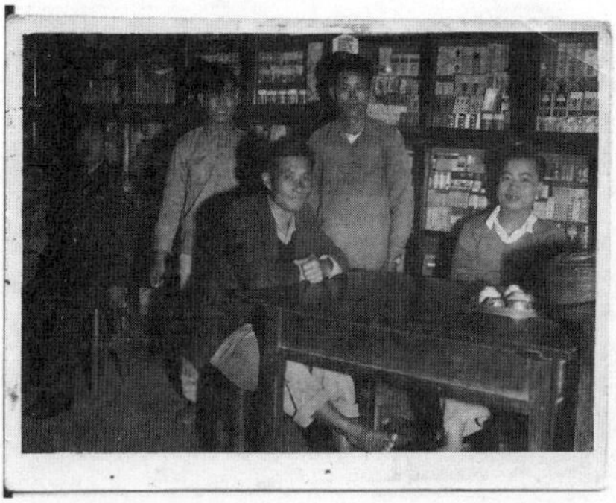

周鎮開與顧客合影。

（廣生藥房／提供）

周鎮開總不忘召集散落宜蘭各處的同鄉，一道吃飯聯絡感情，形成宜蘭舊城區中藥界的特殊聯絡圈。

一九七〇年代，臺灣經濟起飛，進入「臺灣錢淹腳目」的時代。中藥產業也不例外，廣生藥房在周鎮開手中進入最輝煌的時刻，也在四十多年前買下了現址的店面。

切參見紅，五年學徒熬出頭

過去，中藥行都以一種類似裁紙刀的鍘刀臺為工具，將藥材個別切片，分為「南剪」與「北剪」兩類。南北剪看似相似，最大差異在於刀刃方向。南剪刀刃向下，適用切較粗的藥材；北剪刀刃向上，多半剪當歸等較細的藥材。隨著自動化機器的出現，「南剪」與「北剪」這類傳統刀具幾乎已經停產，廣生藥房至今仍以祖父傳下來的南剪進行切片。這把南剪不只具有時代意義，對於周家人而言，更像是測試能否「出師」的終極考驗。

廣生藥房的人參深受顧客喜愛，因此「切人參」不但是家常便飯，自然也是學習重點。周東彥說：「切到手會很高興喔！那代表要出師了！」

為什麼切到手，第一個反應不是喊痛或是趕緊包紮？原來，一開始學切人參時，因為不夠熟練，總是會小心翼翼慢慢動作，久而久之愈切愈順，心手合一，速度也愈來愈快，不慎切到手的機率就大幅增加。待手指見紅那刻，等於宣示切參速度已經合格，拿到了「出師」的入場券。

想接手中藥行，過程包含認識藥材、熟習藥性、學習使用器具、熟練製作工法、各種藥材該斜切還是圓切，處處是學問，從入門到出師，平均需要整整五年時間。為了傳承廣生藥房，第二代周鎮開認了一門同樣經營中藥行的遠房親戚為乾爹，學習各種中藥知識，在周騰芳去世前正式接手。

周東彥學習的過程，則與父親周銘章類似。兩人都是跟著上一代學習，並且到中國考取中醫師執照，再回臺灣經營廣生藥房。談起當學徒的甘苦，周東彥說，認藥櫃就相當吃力，一格藥櫃中就有十二味藥，藥性相近的藥材擺在同一格，總共將近六十格藥櫃，還得學習分藥、抓藥、配藥到每一帖上，並且記得每種藥材的基本價格。

不能說的祕密：周家七子女守護的價格底牌

如果到一些傳統中藥行抓藥，藥單上總會有一些難以理解的字，其實這都是各中藥行間不能說的祕密，也是藥商不讓競爭對手摸清的底牌。

由於中藥算是原物料，雖有基本價格但偶有浮動，中藥行之間為了避免讓同業知道自己的底價，通常會發明一套「暗號」用來記錄價格，這樣一來，別人即使看到，也無從得知真正的底價。

廣生藥房的暗號由周鎮開發明，以七名子女的名字部首替代數字。也就是說，必須要熟知這七名子女的名字才有可能破解暗號，外人實在難窺奧祕。

廣生藥房拉拔了周鎮開先生七名子女長大成人，當時生意好，七名子女都得投入藥材加工、招呼客人等經營事宜，有時忙起來，所有人還是忙得分身乏術。但每個人都對藥行有著深厚的情感，同心協力扶持店鋪，包括周東彥的四姑姑，一直在店裡服務，直到前幾年才退休。

周東彥回憶道，每到農曆十二月七號「補冬」，就是藥行最忙碌的日子，大夥全都得特別早起備戰，迎接洶湧而至的生意。加上市場就在旁邊，一大早客人就不斷上門，非得拿帖四物或十全回家進補，在寒冬中補強身子的基底。

即使現在民眾對中藥行的仰賴程度已經降低許多，但補冬的觀念依舊根深柢固。周東彥表示，近幾年他開始積極行銷之後，曾有一年的補冬日當天就賣出一百多帖藥膳包，包藥的速度差點跟不上銷售，這在中藥行嚴重萎縮的今日，可說是難得的一幕。

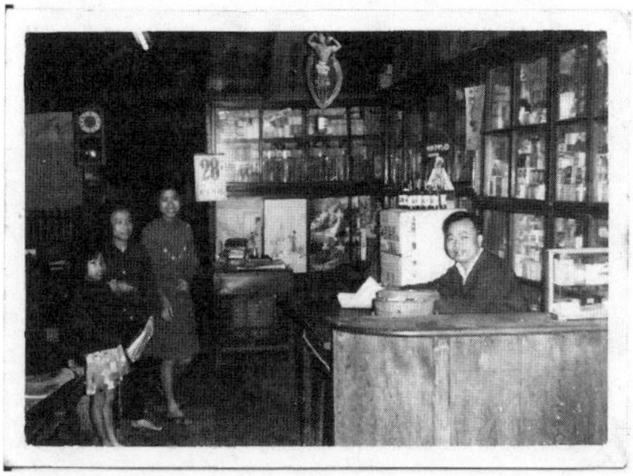
周鎮開與女兒們。
（廣生藥房／提供）

開業逾百年，幫助過的顧客不計其數，然而，最讓周東彥印象深刻的顧客，便是他的四姑姑。長年在店裡服務的四姑姑，意外發現罹患腎盂癌末期，癌細胞轉移淋巴至上腹部，情況相當不樂觀。

不過，就算經營中藥行，全家仍全力支持姑姑接受化療、開刀等正統西醫治療，另一方面按照姑姑的體質與需求，以食補的方式補給營養及元氣。一中一西，雙管齊下，搭配得宜，四姑姑接受治療後竟然就完全康復了。

全家一起抗癌的過程，不只是一個令人津津樂道的醫學奇蹟，更顯示出家人之間深厚的羈絆，與藥房共生共榮。店裡至今仍採用那組依照周家七名子女設計而成的暗號，就像一家人共同守護著廣生藥房的底牌，也是血緣手足才能分享的祕密。

凋萎的中藥街，懸壺濟世成歷史

排行老五的周銘章從父親周鎮開手中接過藥房，成為第三代傳人。周銘章回憶道，小時候店裡特地聘請了一位中醫師搭配看診，上門求診、抓藥的顧客絡繹不絕，當然也不乏許多潮州同鄉，讓在臺灣出生的他，耳濡目染學了不少家鄉話。

周銘章參與過全家總動員也應接不暇的盛況，真切感受到近年中藥產業的快速凋零。

隨著西醫與西藥愈見普遍，同時政府也針對中藥產業制定許多法規，加上臺灣景氣年年下跌，種種因素都使得中藥行生意一落千丈，廣生藥房也不例外。

最谷底的時候有多糟呢？採訪時三十二歲的周東彥記得，他的大學學費，以及擔任桌球國手的弟弟的訓練及出國比賽旅費等一切開支，對當時的家裡來說，都是一筆沉重負擔。「中藥行萎縮最快的那幾年，時常忙了一整年卻完全沒有盈餘。」他回憶起父親總在年關將近時，對著存摺憂心忡忡的模樣。

對周東彥來說，中藥街的榮景，只存在七歲前的模糊記憶還有阿媽的口中。大學就讀新聞系的他從未想過要接手藥行，直到某天他走在繁華落盡的中藥街上，才赫然驚覺，這個周家三代賴以為生的產業，正一點一滴的消失。

「念大學某一年，我被四姑姑叫回家幫忙，中途要去跟附近盤商買藥，我走在這條街，發現附近的中藥行怎麼都暗暗舊舊的，大白天鐵門卻拉一半了，倒了好幾家，我突然發現，這條中藥街怎麼萎縮得這麼嚴重……。」

傳統「師徒相授」的中藥商受限於《藥事法》規範，僅核可一九九三年以前列冊的中藥商執照，二十多年來不曾出現新的中藥行，傳統中藥行的下一代若無意願傳承，便僅剩上一輩藥商苦撐，宛如風中殘燭。

那些祖父同輩開設的藥店，在歲月的淘洗下變得衰老無生氣。曾經門庭若市的店面，現在鮮少有人上門，過去懸壺濟世的亮眼招牌，也被風雨打得破舊不堪，甚至有幾間同業已消失無蹤，被連鎖飲料店取而代之。

宜蘭市中山路依舊是宜蘭舊城區的主要幹道，然而，人們忙著進出銀行、購買飲料小吃，卻很少再主動踏進中藥行。

眼見「中藥街」就要成為一段被遺忘的歷史，周東彥興起了接手廣生藥房的念頭，「我們都是這個文化養大的，小時候它拉拔我們，現在換我們拉它一把。」

上工治未病，祖傳祕方轉型養生食補

傳統中藥行的藥單分為「內單」及「外單」，民眾拿來抓藥的藥單即稱外單，而內單當然就是各店祕方。廣生藥房歷史悠久，當然也有從第一代便傳承至今的內單。即使現在配方已無法百分之百保密，但經過周東彥夫妻的巧思與努力，這些祖傳祕方以更安全、便利的面貌，成為廣生藥房的明星商品。

周銘章時常引用《黃帝內經》的一句話：「上工治未病。」其實概念類似於現在常說的預防醫學，最好的方式就是從平常生活做起。由於法令規定中藥行不得進行醫療行為，周東彥意識到，若繼續以前三代的經營模式運作，老店的生命力勢必繼續削減。

觀察到現代民眾對於食補、養生的接受度高，周東彥將內單進行轉化，製作成符合法規的商品，包括內含大紅袍、小茴香、當歸的「祖傳香滷包」，以及店內熱賣的「義氣粉光雞」，其實都是從祖傳祕方「加味粉光參」延伸而來的商品。

以前鄰里將藥行當成一個聯絡感情的重要場域，現在年輕人訴求「快速」，周東彥一邊研發出養生茶包、禮盒、藥膳包、防蚊擴香包等，一邊與太太透過各管道曝光、行銷，讓大眾能以最簡單、便利的方式養生。另一方面，周東彥也積極參與衛福部扶持中藥產業的精進計畫，與宜蘭在地觀光產業合作，推出泡澡包，這是全然不同的經營模式，也是在艱難環境中奮力闖出的蹊徑。

雖然擁有中國的中醫師執照，但周東彥坦言自己是個「西醫控」，他並不認為中西醫應該是對立的，中藥房的角色應該是提供簡單的醫學諮詢，不適合真正進行一些醫療行為。這種想法，很可能與部分老一輩中藥商背道而馳，然而，周東彥也點出產業的潛在問題，據他表示，許多老一輩中藥商對於經營藥行的態度較為封閉，也不願與同業交流、更新訊息，或許也是產業快速凋零的原因之一。

隨著衛福部推行輔導方案，年輕世代漸漸出現，彼此也更常交流創新思維，在生存不易的環境中，逐漸突破封閉氣息，希望傳統產業能與時俱進，不被時代淘汰。

天書老藥簿，神明加持吃心安

廣生藥房的抽屜裡，收藏著一本古老的線裝簿子，藏藍封面已然褪色，內頁紙張泛黃且相當脆弱，翻頁時得小心翼翼，深怕一不注意，脆化的紙張便會皸裂。內頁用毛筆字寫滿了藥單，記載了每一帖藥的藥材、斤兩及價格，不但是祕方紙本，更是藥籤的依據。草書字體已相當難辨認，加上各種暗號註記，整本藥簿在外人看來根本是天書，實際上深刻反映了傳統社會中，宗教與醫療之間的文化連結。

醫學技術尚不發達的年代，民眾身體若有不適，往往會到廟裡求藥籤，其過程與求運籤類似。向神明稟報姓名及求藥籤目的之後擲筊，若得聖筊，則可到藥籤筒求一支藥籤，若此藥籤又得三個聖筊，表示該籤號碼為神明指點，民眾便可依此號碼到附近的中藥行拿藥。

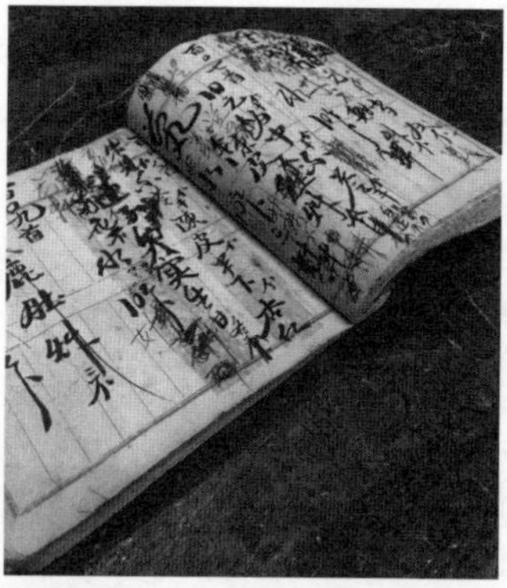

老藥簿。

（語屋文創／攝影）

過去，蘭城地區民眾向慈雲寺、保生大帝求了藥籤，便會來到廣生藥房取神明欽賜的藥帖回家服用。周東彥表示，其實藥籤的配方藥性多半相當溫和，劑量也輕，通常是一些脾胃藥或感冒藥，講白了就是「吃保佑的」。

雖是「吃保佑」的安慰劑，但對於老一輩的人來說，有了神明「加持」，似乎增強了療效，真能撫平身心的不舒服。透過藥籤的形式，具體呈現出人心對於宗教的依賴，也是古老年代的特殊文化。

買賣無情，文化的精神卻能不斷傳承。周東彥已體認到，中藥產業最珍貴的不僅是知識、工法，當然還有貫串時代的文化。

即使現在求藥籤拿藥的行為已被禁止，但周東彥與鄰近廟宇合作，設計符合現代需求的藥籤，指的是不包含任何醫療行為，以勵志小語及座右銘取代古老藥籤上的具體藥方，將醫

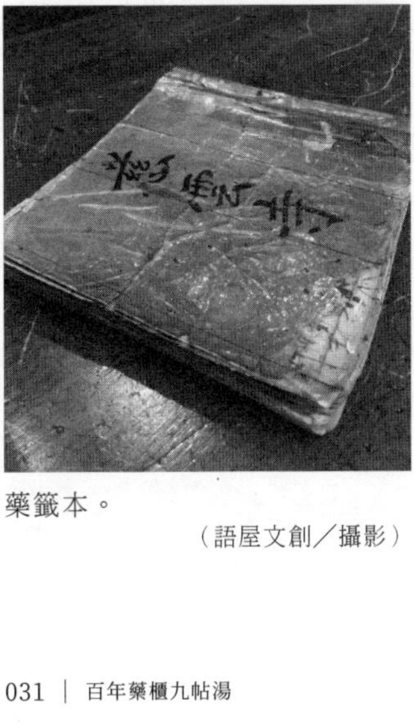

藥籤本。

（語屋文創／攝影）

治生理轉換至療癒心理的層次，讓更多人了解舊時代抽藥籤的意義，進行一趟簡單的文化巡禮，這個體驗活動也已持續執行兩年。

此外，廣生藥房也積極舉辦體驗營，讓孩子實地操作店裡的藥船碾槽等傳統器具，透過有趣的體驗活動，傳播中藥行古老技藝的過程及面貌。

阿珠的那帖藥：機器取代不了的人情溫暖

古老藥簿裡，有一帖藥被周家人暱稱為「阿珠的那帖」，原來「阿珠」是位老顧客，長年以來都拿同一帖藥。久而久之，儼然成為該帖藥的「代言人」，只要說「阿珠的那帖」，周家人便了然於心。

聽起來只是個無足輕重的趣談，然而卻也顯示出藥行與在地鄰里的緊密關係。不單純是買方與賣方那般銀貨兩訖，而是近似於老友、家人的親密默契，是任何科學技術都無法取代的人情味。

而這份溫暖與人情味，早已在數十年前開始醞釀。廣生藥房創始人周騰芳告別式那一天，全蘭城的三輪車夫全部停工一天，一群人浩浩蕩蕩送周老先生一程，感謝他照顧了不計其數的車夫，更感謝廣生藥房提供了一處遮風避雨的處所。

現代大眾眼中，已經成為夕陽產業的中藥行，在你我來不及參與的那段歷史中，曾經是在地鄰里的重要精神寄託，直到現在，仍有些顧客單純上門來聊天，抒發心裡的鬱悶。

正如將祕方重新命名為「義氣粉光雞」，對於周東彥而言，許多人不只需要具體藥湯，而是需要一帖溫暖人心的精神藥。這不但是廣生藥房能帶給社區鄰里的珍貴價值，也是家業繼續傳承的根本。

廣生藥房歷代傳人一覽

第一代：周騰芳
第二代：周鎮開／周劉惜香
第三代：周銘章／游美玲
第四代：周東彥／朱雅文

廣生藥房

地址：宜蘭縣宜蘭市中山路三段 138 號

營業時間：星期一至六：09:00—21:00

星期日：09:00—18:00

粉絲專頁：

玉面散、紫雲膏，傳媳不傳子的芳茂藥房

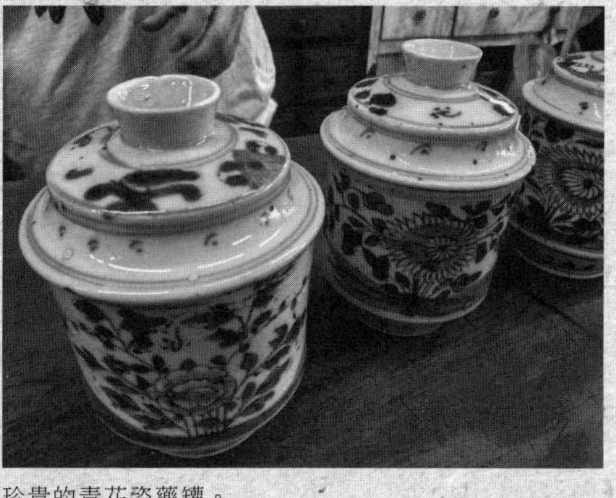

珍貴的青花瓷藥罐。

（語屋文創／攝影）

種子方：專為女性調配，傳承逾一百五十年的古老秘方，內含菟絲子、女貞子、肉蓯蓉，忌心急、忌貪快，只容細火慢燉，燉出一鍋黑褐補湯。臨床經驗方須靠時間積累，調養體質亦急躁不得。略甘帶點酸的滋味，安撫了女人的求子之心，總能從滿腔酸楚中結出甘美果實。

藥櫃上一列排序的白色紙張，有對年輕夫婦正在上頭仔細地排著藥材。有位婦人慢步走了過來，抓起櫃上一小顆藥材，送進嘴裡輕嚼兩秒，隨即吐了出來。

「這是禁藥，不能放。」婦人嚴肅的對年輕夫婦說道。

這位婦人就是芳茂藥房第四代傳人——林麗華。

而她一吃就不合格的藥材，則是來自於顧客在別處抓的藥方，希望芳茂藥房能照樣配出同樣一帖藥。

打破傳統的百年老藥房

傳統中藥界有一些不成文的潛規則，「傳子不傳賢」便是其一，更別說傳承給媳婦。然而，芳茂藥房卻打破這個觀念，第三代當家選擇「傳媳不傳子」，林麗華便是這位被委以重任的媳婦。

她從公公手中接下藥房，承繼歷代先祖的醫術，而芳茂百年以來的風霜記憶，也深深雋刻在她的生命中。

芳茂藥房佇立在交通便利的內湖捷運站附近，人來車往，商店林立。這等繁榮景象，是幾十年前的內湖居民無法想像的。

在林麗華的回憶中，她二十四歲剛嫁來的時候，整片綠油油的農田覆蓋了大片土地，人人彎腰下田務農，日出作日入息，隨四季流轉；附近還有日治時代開採的礦區，此處就是農人與礦工聚集的淳樸之地。

如今，周遭蓋起窗明几淨的現代樓房，餐廳、超商、美髮沙龍，是一處生活機能極佳的地區，過去的歷史早被掩埋。隱身其中的芳茂藥房是一幢老式洋房，雖沾染風霜，卻難掩昔日風華，在新大樓夾縫間，藥香飄散不輟，屬於他們的故事也仍在繼續。

藥櫃年資已不可考，那段夫唱婦隨的藥店歲月

芳茂藥房的現址建於一九五九年，於一九六一年遷入，雖然歷經一次遷址，但使用至今的藥櫃及錢櫃，資歷可比藥房還老。厚實的木頭，不知經過多少次的撫觸，安靜散發著烏光。這不僅是裝藥材的容器，或是單純收銀的區域，而是一切故事的起源。

芳茂藥房的創始者謝金玉，年少時便跟著經營藥行的舅舅學習醫術，通過口試取得中醫師資格後開設

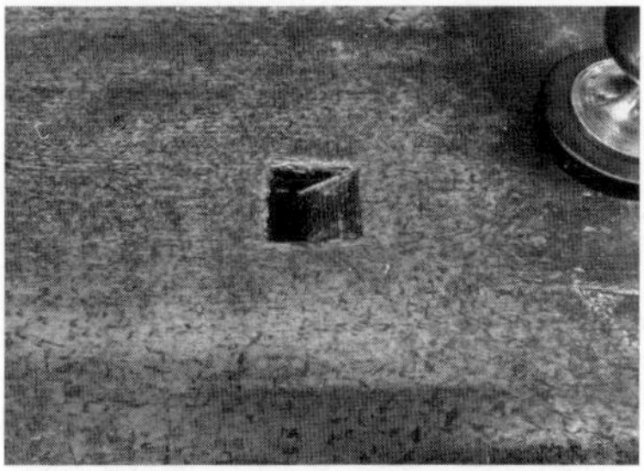

過去直接將錢從此小洞塞進「錢櫃」。
（語屋文創／攝影）

芳茂藥房，舅舅便將自己店內的藥櫃及錢櫃送給謝金玉。舅甥相傳，也許誰也沒想過，這兩樣藥行必備的器物，百年之後仍安然佇立，伴著芳茂藥房各代傳人度過一生。

現址附近的土地公廟，有一間瓦片屋頂的土角厝，那便是芳茂藥房的原址。當時，芳茂藥房是附近地區唯一一間中藥行，謝金玉的「玉」，去掉一點便成了「王」，進而被鄰里間暱稱為「王叔公」，而謝金玉的夫人林綢則被稱為「王嬸婆」。稱王封號，帶著敬意，也夾雜著濃厚的人情味。

謝金玉桌前把脈診斷，林綢便默默處理藥材。附近居民若有婦人即將臨盆，總會來店拜託「王嬸婆」到府接生，裹著小腳的林綢也總是風雨無阻，迎接了許多寶寶的誕生。

往昔世人沒有節育觀念，附近又都是礦工、農民，生養已是沉重負擔，若逢小兒生病，不得不抓藥時更是捉襟見肘，謝金玉總是手一揮說：「沒關係，先拿藥去吃！」

開藥房，不指望發財，更莫說大富大貴。若店裡得空，謝金玉便到田裡幹活，有顧客上門，林綢再騎著腳踏車去田裡找人。夫妻倆不重錢財，以救人為己任，鄰里間傳為美談，謝金玉更被居民尊成為「藥店王」。

三代同堂的家族事業

芳茂藥房的創立時間為一八七五年，也就是清光緒元年，歷史之悠久已令人驚訝，但這還只是保守說法，實際的成立時間可能還是更久以前。

謝金玉精研各類藥方，對於當時的霍亂、痲疹、白喉、肝病、婦女病更是藥到病除。救人之餘，他以工整端秀字跡，親筆抄寫了多本醫藥典籍、手繪藥草圖冊以及人體經絡醫理圖解，醫書最後總落款「謝金玉筆一八七五」。

這些醫書仍被保存妥當，也已經被專家證實完成於清朝年間，除了謝金玉夫妻，恐怕無人知道芳茂確切的創立時間，幸而謝金玉留下了寶貴的手寫醫書，在歷史洪流中為老藥房標記了起點。

高齡一百歲仙逝的謝金玉，晚年仍習慣就著一盞油燈，在案前讀書直到深夜。即使兒子謝水田、孫子謝振祥都已熟稔店內事務，他依舊在店內坐鎮，三代同堂扶持店面，謝金玉炯炯目光緊盯兒孫，不容許一絲怠惰與疏忽。

嚴格祖訓，一脈相承

採訪時，林麗華的兒子、媳婦正在抓藥，十張紙攤平於桌面，哪種藥材放中間、哪種藥材放左邊，十帖的配置一模一樣，絲毫不能馬虎。

但是，既然最後都得包起來，為什麼需要如此謹慎排藥？

林麗華解釋道，一來是為了美觀，二來是避免抓錯藥材、混淆劑量。一方藥若有十帖，這十帖的藥材、份量是否完全一樣，得靠「對藥」來檢查。所謂對藥，即是拿著藥單，一一對照紙上藥材有無疏漏。這樣一來，若每帖藥材配置相同，一字排開便一目瞭然，更容易對藥。

此外，有些炒過的藥材具有黏性，拆開時容易將藥包紙撕破，所以像熟地這類藥材，就必須放在紙中央，包藥時讓其他乾燥藥材疊上去，拆封時便不會將紙撕破。

其實，一方紙內藥材的擺放位置，並不會影響藥性，有規律的排藥方式看似麻煩，卻是芳茂藥房對於細節的用心。

一份用心，如何綿延百年不輟？也許正與嚴格調教的傳襲風格有關。

芳茂藥房的老藥櫃，數十個抽屜外完全沒有寫任何藥材名稱，一個抽屜裡有十六味藥，只能靠腦袋熟記。第二代傳人謝水田從小在店內幫忙，十三歲便能熟背整個藥櫃，正式接掌藥房那年，他還只是個十九歲的少年。

即使藥房已傳給謝水田，謝金玉仍每天在店裡盯梢，身為第三代的謝振祥從小就受到父祖兩人的鞭策，當祖父到大稻埕買藥材時，小小年紀的他便得騎著腳踏車到鄰近渡船頭接貨。

在龐大的壓力下，謝振祥很快地成為獨當一面的接班人，一九五九年將芳茂藥房遷至現址，是當時附近地區第一間洋房。他專精婦科、皮蛇及不孕症，許多顧客不辭千里從海外上門求診，甚至曾有二十幾位日本顧客包了一輛小巴開到藥房門口，全是衝著謝振祥的醫術前來。

跳脫傳統，傳媳不傳子

謝振祥膝下兒女成群，將藥房傳承給兒子是傳統，也是理所當然，但他卻做了出乎意料的決定——傳媳不傳子。

由於太太身體欠佳，大兒子已在大學任教，小兒子又太年幼不宜接手，謝振祥便看準了長媳林麗華，希望她接手藥房。

年僅二十四歲的林麗華才剛考上公務人員，哪肯點頭答應，經過一番天人交戰，她終於妥協辭去工作，回家跟著公公謝振祥習醫。

謝振祥與林麗華兩人是公媳，也是師徒。林麗華一回家就從背藥櫃開始，跟著學習洗藥、切藥、炮製、炒藥、配藥，不另請工人，只有公媳倆埋頭苦幹，拚死拚活撐起這間藥房。

學徒生涯苦頭吃不盡，別忘了林麗華同時也是個媳婦及母親。身為長媳的她，一早得起床為四個孩子做便當，照顧才念國中的小叔及生病的婆婆，忙完店裡事務還得洗一家子的衣服。過年期間，林麗華獨自一人大掃除直到深夜，再苦也無處傾訴，只得咬牙一肩挑起。

謝振祥承襲了嚴格祖訓，對林麗華更是毫不放水，只要一點小差錯，急性子的他劈頭就罵，也不管店裡還有多少顧客。他常說：「我罵妳是為妳好，如果不罵妳，妳才是『撿角』。」

像是一個脾氣難測卻醫術過人的「怪醫」，對於上門的顧客，謝振祥必定用心診治。但若遇到不肯乖乖忌口、遵循醫囑的顧客，他寧可拒看；精通英、日語的謝振祥，時常故意用閩南語跟顧客對話，倘若顧客執意用國語對答，謝振祥脾氣一來便問：「你是不是臺灣人？」接著乾脆把這些「不受教」的顧客趕出去。

對家人，謝振祥也不假辭色，飯桌上哪個孫子菜挾得多了，謝振祥便筷子一來狠狠撥掉，不忘罵道：「吃這麼鹹，整個人像醃菜脯愈醃愈脫水，長不大！」

也許是那時的傳統男性，總習慣用叱責包裝關心，跟著這麼嚴格又性急的師父，林麗華自然吃盡苦頭。逃不過任何基本工，一次炒一百斤杜仲是家常便飯，冒出的濃煙熏得人眼淚直流，連蚊子都不敢靠近，每每炒完指縫痛徹心扉，連洗頭都是種折磨。

身體勞累與無形壓力讓林麗華挫敗不已，老是自問：「為什麼這麼傻要回來接店？」突然斷送的職涯，成為今生不可得的美麗幻影，她時常夢到自己還是個坐辦公室的公務員，而不是忙到灰頭土臉的藥店學徒。

某天打烊後，公公到對面找鄰居聊天，婆婆誤會林麗華幫公公亂介紹女朋友，叨叨絮絮罵個不停，也不聽林麗華的辯駁。累了一天，還要承受這些不白之冤，林麗華心中五味雜陳，不顧已是深夜一點，逕自開門走了出去，公公只是告訴她：

「要忍耐。做人就是要忍耐。」

林麗華忍了下來。這一忍，就忍過了三十餘年。

昔日嚴師，栽出今日高徒

即使正娓娓道來芳茂故事，林麗華卻像內建了數個鬧鐘，一忽兒轉頭提醒：「把紫蘇拿起來，已經泡四個小時了。」一忽兒又說：「待會三點有人要過來拿藥，先包好三十份。」眼神銳利，指示分明，不帶一絲猶疑。

昔日苦熬的徒兒，今日蛻變成指揮若定的職人。何時該晒藥、再過多久進行下一階段製藥，藥房運轉的腳步彷彿成為她體內滴答的秒針，一切時程她心裡有數。

原本我們以為，恐怕也是艱苦人家出生，才受得住生活如此沉重的碾壓。意外的是，林麗華娘家經商，經濟條件優渥，與地方官員交好，結婚時還帶了洗衣機當嫁妝。這在一九八〇年代，是相當罕見的事。

也許是預見了林麗華的苦日子，出嫁時，娘家預言她大概「不到三天就離婚」，誰料想得到，她非但沒有離婚，還成為夫家事業的傳人，而且更經營得有聲有色，前來求教的學生遍及海內外。

早年臺灣經濟環境不佳，民間流行「寄藥包」，意即製藥廠商將一些退燒藥、感冒藥等「便藥」放在藥袋中，寄放在有需要的民眾家裡，每隔一段時間，業務員再到府結帳。

比起到藥行看診，家裡常備「寄藥包」更省錢，加上當時內湖附近都是礦工、農民，更捨不得花錢看病、抓藥。所以，藥房經營並不容易，套句謝振祥說的：「做一個月（收入）只夠剃一顆頭。」

藥房收入不豐，大夥都得儉省度日，謝振祥一件三槍牌內衣穿到破洞還捨不得丟，專撿休市前的便宜魚貨買，得空時還得下田幫忙農務。

嚴師謝振祥，自然也培養出個高徒。他送林麗華到中國醫藥學院研究所進修，取得中國中醫師資格與藥商證。過往苦不堪言的修行，日復一日凝聚為深厚內力，逐步成為林麗華引以為傲的自信。在中國唸書時，她敢直接問教授：「你杜仲一次能炒幾斤？一斤？我一次都炒一百斤。」

常用中藥材有五百多種，許多藥材外觀十分相似，光看眼睛很難辨別，非得鼻聞、舌舐、手觸才分得出差異。藥材中的紫蘇子及菟絲子簡直一模一樣，芝麻般的大小，色澤、氣味、觸感都相近，外行人看半天也看不出端倪，只見林麗華伸出手指，用指甲輕輕一壓，有些顆粒應聲而破。原來，壓得破的是紫蘇子，壓不破的則是菟絲子。

一如她放進嘴裡一試便知藥材品質，這些眉角看似一說便破，卻非得曠日長久浸淫其中，才能窺知一二。

至今芳茂藥房還守著製藥古法，從「原木」開始製藥，家裡的浴缸用來洗藥、樓頂可以晒藥，不拿現成藥材濫竽充數。許多中醫師慕名而來，除了與林麗華切磋醫術，也是為了學習炮製藥材古法。

老藥房的獨門祕技：收驚

芳茂藥房看起來就是間再尋常不過的老藥店，實際上，從第二代當家開始，便流傳了另一個民俗技藝：收驚。

早期醫療資源不豐，百姓若有病痛也時常求助神佛力量。芳茂藥房第二代當家謝水田對此有濃厚興趣，特地去拜師學藝。每當有孕婦動了胎氣前來求診，謝水田除了開藥，還會畫符讓孕婦安胎，醫學、宗教雙管齊下，照護了顧客身體，也撫慰了他們的心靈。

至今藥房內還保存了謝水田傳下的記載咒語、符咒的本子，以及卜卦用的龜殼。貫通醫術與民俗力量，彷佛自成一派絕學，當然也成為下一代承繼的重點。

謝振祥當家時，常有父母帶著「著猴」的孩子前來求診。在以前的觀念中，「著猴」是中邪的一種說法。林麗華描述道，那些據說「著猴」的孩子，往往身形很瘦，坐沒坐相的姿態儼然就是隻猴子。

面對這些顧客，把脈、藥粉驅不走無形的魔，類似「祭改」的儀式反而讓人清醒。念完禱文焚燒刈金，開藥畫符保平安，裊裊煙霧彷彿驅趕了孩子身後邪祟，也讓家長安心許多。

「拜請五方將軍，這孩子若有沖犯五方將軍，今日備辦三牲、金紙奉敬，保佑這個孩子身體緊平安，日時好沮沮，暗時好睏……」這一套收驚儀式，當然也教給了林麗華。即使很久沒執行了，禱文信手拈來就是成串溜出嘴邊，絲毫不見生疏。

「很久沒有這種顧客啦。」林麗華說，「現在都是精神病比較多。」

醫療技術大幅進步，環境已不若以往，「著猴」、「中邪」成為鄉野間的傳奇，老藥房的收驚技藝已逐漸封存，也許就此失傳。然而，現代社會中，人對於安定內心的需要，卻愈來愈迫切。

磨凹的石杵：百餘年的來時路

細看芳茂藥房的老器物，跟他們堅持的製藥古法一樣，唯「講究」二字可以形容。

櫃上是整列典雅的青花瓷藥罐，資歷從清朝及日治時代皆有之，卻不見任何一個塑膠藥罐。

「中藥忌銅鐵鋁，瓷容器最好。」林麗華又接著一一點名，店裡的藥船碾槽是鎢製的，切藥也是鎢鋼刀，講究處處細節，不是為了派頭，而是確保藥材不變質。

她拿出自謝金玉時代便保留至今的竹製濾網，網眼高達一千兩百目，過去用來過濾幼兒吃的八寶粉及珠貝粉，濾出的藥粉極細緻，飛粉入眼亦無感。現在常見的不鏽鋼濾網只有兩百二十目，粉末粗細，常人恐怕已嚐不出差異，畢竟，一千兩百目這等細膩如絲的

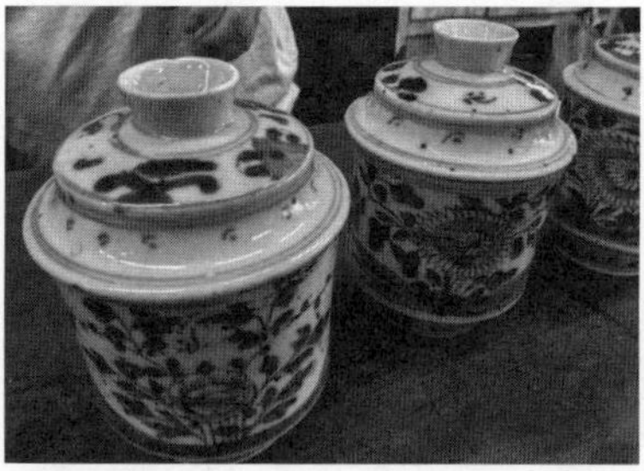

青花瓷藥罐。

（語屋文創／攝影）

工法，也只存在於那個沒有機器的年代。

老藥行的講究富有童趣，店內保存了兩個印章，一個刻著桃子圖樣，另一個則是鹿。桃，取臺語「迌」諧音，只要是為小孩開的藥，便會在藥包蓋上桃子的章，意即希望孩子身體健康有體力「好迌迌」；鹿則象徵著福祿壽，同樣具備吉祥之意，這兩個印章古味盎然，也像是古早時代另類的商業章。

最後林麗華取出一個單掌托起的沉重藥缽，杵的上方凹出一道圓滑弧線，她示範握杵動作，手指正好靠在那凹陷處。一時恍然大悟，那可不是人體工學設計的特殊弧度，僅是一代人傳過一代人，一隻手交給另一隻手，日日夜夜握杵磨藥，月月年年，柔軟指頭竟磨凹了硬如鋼石的杵。

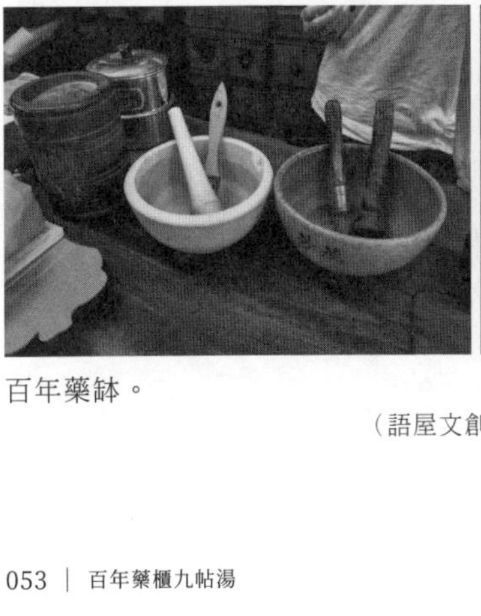

百年藥缽。

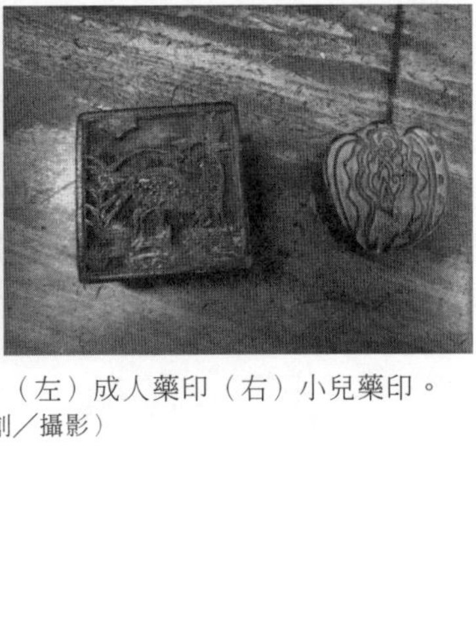

（左）成人藥印（右）小兒藥印。

（語屋文創／攝影）

歲月不言而喻，依附著這些老器物，好像店內所有的一切都有故事可說。尋常的一把刀、一個藥罐、一帖經驗方，都像是芳茂歷代子孫的來時路。

勿忘舊事，步向新路途

林麗華的兒女都在藥店長大，從小就得幫忙壓藥、洗藥，別人家小孩騎的是木馬，他們則是坐在南剪上，媽媽忙著炒藥，就將他們放在大竹簍裡乖乖等。芳茂藥房是事業，也是家。

附近已經不再是藥房剛成立時的模樣，農田沒了，礦坑封了，人們有錢了，時間卻少了，不願意在爐邊耐心熬一鍋藥；土地變得值錢了，年輕人卻待不住了，只剩下長輩留在此垂垂老矣。

一切蓬勃發展，藥行卻漸漸走向餘暉，藥愈來愈難賣，人與人之間的感情也愈來愈淡。

在不斷流逝的時光中，芳茂藥房像是一個歷史的見證者，藥房難生存是事實，可是在裡面的人捨不得它消失。

現在，林麗華的兒子謝一弘已經確定接手藥房，一面正在中國就讀做準備，一面開始嘗試新通路、新包裝，讓老經驗方有了新生命。

謝一弘坦言，學醫這條路不能斷，著實非常辛苦，現在重心放在增進醫術，創新包裝、經營臉書等行銷只是其次，醫術好壞才是藥房真正可貴的內涵。

「我們家以前有很多好東西。」雖然笑稱自己接藥房是「被逼的」，謝一弘談起自家藥方，敦厚五官倏地浮現自信光輝。他介紹起最近重新包裝的古方「玉面散」，我們這才發現，旁邊許多祖傳古方，全冠上了創始者謝金玉的名字，包括熱銷的「金玉紫雲膏」、解暑的「金玉酸梅湯」，像是當年的「藥店王」仍守護著這間店，陪伴著後代子子孫孫。

面對藥房的轉變，林麗華抱持著不阻撓的態度，「年輕人有他們的想法，我就是守著公公教的方法。」

像是一個再忠心不過的徒兒，無論世事如何變遷，林麗華始終秉著師門一脈相承的傳統，守著舊事，護送下一代走上新路。

苦有多深，幸福就有多深

只要在網路上一搜尋，便可發現芳茂藥房頗具名氣。訪談過程中，不時有顧客上門，清一色都是女性，前來請林麗華協助調養體質。

林麗華不諱言，結了婚後遲遲沒有懷孕，期間也曾做過數次手術，卻都未能如願，直到謝振祥幫她調理體質才順利受孕。也許曾有過類似經驗，林麗華更能以自身經歷不斷嘗試、突破，進而改良藥方，協助更多女性調好身體，事務桌上滿滿的寶寶照片，就是最真實的顧客回饋。

即使兒子謝一弘已在為接手藥房做準備，林麗華仍舊閒不下來，天氣好便早起晒藥，把關店內藥材品質，往昔心不甘情不願扛下的苦差事，今日都已成為再尋常不過的生活。

待一切回歸尋常，苦難也化為塵埃。公公謝振祥刀子嘴，藏著顆豆腐心。一九九三年正式將藥房交給林麗華，不稱她為「媳婦」而是「合夥人」，保全林麗華的經營權，每年除夕最大的紅包，也屬於這個媳婦；婆婆雖然有時嘴快，晚年時還偷偷給林麗華買新衣，婆媳一起吃零嘴……這條路走了近四十年，她靠著自己，從苦盡走到甘來。長媳肩上的重擔如此沉重，想起公婆，仍是溫暖在心頭。

「兒子、媳婦、女兒都在身邊，一起切藥、抓藥，我覺得很幸福。」幸福，是林麗華言談間最常出現的字眼，不是強辯人生不苦，恐怕是苦有多深刻，幸福就有多深刻。

芳茂藥房的地段不錯，近年連鎖超商屢屢上門洽談租地事宜，但林麗華不肯，即便心知肚明，租金可比藥房收入優渥得多。「幾十年來就是傻乎乎的做，這是顏面問題，藥房不能斷在我手上，否則以後沒臉去見老祖宗。」

看著林麗華一派爽利模樣，或許早在四十年前，謝振祥一雙慧眼已預見這年輕女人的擔當，才打破傳統，將棒子交給一個相異姓氏的媳婦。而林麗華花了大半輩子，也已證明她沒有辜負自己，以及這間老藥房。

芳茂藥房歷代傳人一覽

第一代：謝金玉／林綢
第二代：謝水田
第三代：謝振祥
第四代：林麗華
第五代：謝一弘

芳茂藥房

地址：臺北市內湖區內湖路二段 370 號

營業時間：星期一至五：09:00—19:30

星期六：09:00—15:00

星期日公休

粉絲專頁：

益人益己，通和無礙，
雙溪老洋房林益和堂

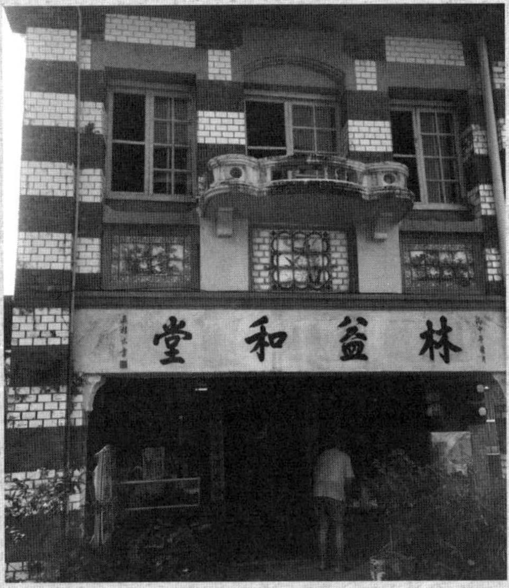

林益和堂。

（語屋文創／攝影）

何首烏雞湯：黑亮黑亮的雞湯，散出濃郁的氣味，令人聞而垂涎，入口一陣香醇，接著苦甜滋味在口舌間蔓延，最後吞入喉嚨，再次回甘，潤得心神歡快。這碗何首烏雞湯的燉煮藥材，來自雙溪一家超過百年的中藥老店。

「天王遺下補心丹，為憫山僧講課難，歸地二冬酸柏遠，三參苓桔味為丸。」

「百合固金二地黃，玄參貝母桔草藏；麥冬芍藥當歸配，喘咳痰血肺家傷。」

一幢老洋房，門楣懸着「林益和堂」的招牌，前廳陳列著藥櫃、剪草藥的南剪、切當歸川芎的北剪、藥船碾槽，一部老電扇來回轉頭驅走暑熱。老洋房的

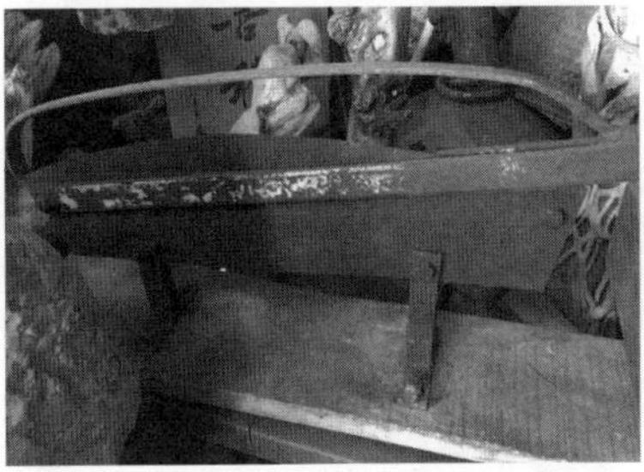

南剪。

（語屋文創／攝影）

主人，也是林益和堂的第四代傳人林顯揚，雖已年過半百，仍可隨口吟出兒時背誦的《湯頭歌訣》。

天王補心、百合治咳，詩句中的詞彙都代表不同的藥名、藥材跟療效，一首詩背完，就懂得如何開藥治人。林顯揚正宗道地的臺語聲調，悠悠地穿梭在這棟日式老洋房的建築之中，有如咒語打開了記憶的木匣，引動著林氏一家的歷史。

想起在父親面前日日不斷背讀的字句，林顯揚笑笑地道出背誦湯藥口訣的往事，粗曠的眉毛彎起來，宛如一撇蒼勁的書法，展示歲月的痕跡，也說出林益和堂就在林家人笑臉濟世的承繼中，輝耀著百年的懸壺歷史。

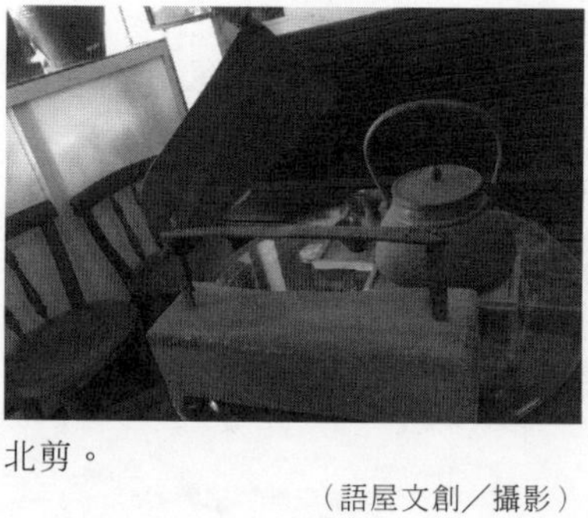
北剪。
（語屋文創／攝影）

說起早年雙溪，熟知當地歷史的林顯揚像是個時空領航者，帶領我們回到已不可回的過去。那時周遭尚有船舶可至的河岸碼頭，許多中國人會從此地上岸，商人、做旗袍的、補鍋的……各行各業都來此定居。雙溪風華最茂大概是一九五〇、六〇年代，人口數壓過當時的板橋，後來人口逐漸外移，一九七〇年代開始沒落，更別提之後風災水患不斷，使雙溪人離開家鄉定居他方。

身為第一間雙溪地區的中藥房，林益和堂從一開始的石頭屋到現在的日式洋房，佇立在此看碼頭來往熱絡的唐山人，也看三忠廟口熱鬧的打拳頭排場，更看到端午在雙溪舉行的盛大龍舟賽會。光陰不斷流轉遞嬗，或天災或人事，使得曾經作商、務農與挖礦的居民散去，繁榮與鼎盛也隨河床的淤積消逝，雙溪逐漸成為一座僻靜小鎮。但林顯揚還是守著父祖「益人通和」的訓誡，讓林益和的店號屹立在時間的洪流之中。

這間充滿韻味以及歷史的中藥行，要從林顯揚敦厚的曾祖父——林燦廷醫師說起。

益人益己，通和無礙

林益和堂的藥櫃上，不僅排著整列藥罐，最吸引人目光的還有一個個做工精巧，花紋細緻的鼻煙壺。

鼻煙壺是由清朝的傳教士傳進中國，成為乾隆時期王公貴族爭相贈送的厚禮。小巧壺內放的都是麝香這類珍貴藥材磨成的粉末，小勺挖出一匙以鼻吸入，可明目防疫，稱得上是種上流社會的保健方式。

這些通常只會出現在清宮劇的鼻煙壺，其實已隱隱暗示了林氏一家的來歷。乾隆時期，林氏一家跟著吳沙從福建一同渡過黑水溝，胼手胝足前往宜蘭開墾，後來落腳礁溪，林氏祖墳現在也還在礁溪。林顯揚說，那時林家在宜蘭的土地眾多，一直到國民政府三七五減租，許多田地都給佃農們登記去，不然光靠田租就可養上好幾口家庭。

後來太祖那代搬到了現在的福隆，曾祖父又搬上了雙溪，成為林益和堂的扎根地。

曾祖父林燦廷早年跟隨漢師學習醫術，通過口試成為中醫師，看準雙溪位於大稻埕與宜蘭地區通商、移動路線的中心點，又雙溪當時河深水量大，具有行船可至的碼頭，不少唐山人會由此上岸，因此決定於同治十三年（西元一八七四年）在淡蘭古道的中點，設下林益和堂，開啟「藥店廷」的美名，但他可能也沒想到，此間藥行竟可頂過無數風雨，昂立至今。

說起「林益和」這一店號，林顯揚說，因為曾祖父認為開設中藥行治人，是為了「益人益己」，不為賺錢只求患者疾病可癒，自身便覺快樂。為達到這等目標，需岐黃醫術「通和無礙」，故取名為「益和」，加上姓氏「林」，即成「林益和堂」，如此一代代的承繼者，只要望向自家門楣，就不會忘記林燦廷的訓誡。

雖說雙溪早期繁榮昌盛，仍有許多貧苦人民在此打拚，林燦廷醫師自開業啟始，一遇上窮困急病，二話不說便低價販售藥方，甚至不收分文，奠下鄰里之間善者仁心的美譽。而藥方價格雖低，但藥材卻絕不馬虎，當時中國藥材多在大稻埕一帶上陸，再運至現在迪化街買賣，林燦廷挑選藥材必定親自從雙溪下來，只找上等良品，絕不苟且。林顯揚還記得爸爸以前千叮嚀萬囑咐，藥方絕對要真材實料，不可騙人半分，想來這份堅持早在祖父就念茲在茲，不容有誤。

那些年，始終沒有結清的賒帳

踏入林益和堂，左手邊是烏黑發亮的藥櫃，擺滿各式藥材與裝填藥物的青花瓷，右手邊有個沏茶談天的木桌，旁邊放置許多奇珍異寶，再往裡走有面屏風，屏風後放置著一個辦公桌，望著桌子，林顯揚憶起以前高挑清瘦的阿公端坐此處，為人把脈看病、開設處方，而爸爸就依著阿公的方子，在藥櫃前忙碌抓藥、招呼鄉親的那些日子。

日治時期，林益和堂傳承至第二代林功勳手上，正是林顯揚的阿公。林功勳在父親林燦廷的教導薰陶之下，亦考取了日治時期的中醫師執照，接下林益和堂的招牌。林顯揚回憶父祖輩所述，那是段大家都刻苦生活的時光，當時雙溪無論是商號或藥行，客人來買東西多是記帳在先，待到過新年之前，方才一次結清，林益和堂也不例外，帳冊上記載了滿滿人名及記帳用的「大碼」。

當時，一般商家每到年底，就會捧著帳冊挨家挨戶去結清賒帳，林功勳卻不這麼做，面對許多無力償還的百姓，他大手一揮說道：「沒錢就算了，我們做中藥就是要幫人，幫到人，自己才快樂。」

後來雙溪煤礦開採漸漸多了起來，那些經濟拮据的礦工們更是帳簿上的常客，在林功勳眼中無論是務農或是礦工，只要年底真還不上錢，大多也都一筆勾銷，毫無記掛，充分表現益人精神。

即使帳本累積了許多未清的帳，但林功勳絲毫不放在心上，那些收不回來的帳，全是他一片仁心。

二戰時期，中國產地的中藥因為戰爭關係，兩岸封鎖無法送至臺灣，雖然祖訓名言藥材必須真材實料，但物資極度缺乏，讓林功勳不得不尋找「代用藥」。即是找很相似但療效卻有差異的藥材替代物，繼續診治病患，說到此林顯揚有點不好意思的語調，不只道出阿公的無奈，更說明了當時大環境的匱乏，不得不使人做出讓步。

熟背《湯頭歌訣》與《本草備要》的童年

「從有印象以來，我爸爸每天都笑笑的，有一次我問爸爸『你為什麼一直笑？』爸爸溫溫地說，因為我的眉毛很粗，不笑看起來很嚴肅，你跟爸爸長得像，你將來也要笑笑的，知道嗎？」

林顯揚邊說邊指著自己粗曠生長的眉毛，眼中似乎還映著爸爸林書淵的身影與溫潤的微笑。

第三代掌門人林書淵在日治時代長大，受的是日語教育，林功勳特地請來漢字老師私塾教導林書淵《三字經》、《論語》等傳統書目，待他從中學會大量漢字後，旋即開始教他背誦中藥的相關知識。林書淵小時候每天早上刷牙時，口中都念念有詞，準備那場天天早晨都會上演的背誦考試，主考官當然是父親林功勳，內容是默背各種古書與藥書篇章，一有遺漏就要馬上去翻，再重新來過。

這代代掌門人都要經歷的基本功，讓林書淵接觸了中藥世界的廣大與細緻。說起背讀藥書，林顯揚說這就是他們家的童子功，唯有在記憶力好又不容易忘的孩童時段訓練，才能記一輩子不忘。

這段掌門人必經的背誦之路，其中最重要的藥書知識，當屬《湯頭歌訣》，以及《本草備要》。林顯揚說《湯頭歌訣》即為現在的「方劑學」，意味背誦藥訣是為了開成方子，以多個藥材組合成一個藥方為目標，用歌詩背讀的方式，得知如何做出一帖醫治病症的處方籤；而《本草備要》則為現在的「藥物學」，以單一藥材為單位，探討它的特性。

從鬼門關前拉回來的顧客

雖然小時候就耳濡目染，但林書淵並非一直在店內幫忙，他起頭的工作，是在日治時期的信用合作社上班。後來二戰戰末，日本頹勢已現，讓當地的人民恐慌，大家都跑到信用合作社擠兌自己的存款，使得合作社倒閉。當時林書淵三十一、二歲，才正式地回到家中幫手。

臺灣光復後八年，約莫林顯揚六歲之時，阿公林功勳離世，父親林書淵也考過當時國民政府設定的中醫師考試，正式接下林益和堂，繼續發揮林家濟世益人的使命，使得藥店名聲更加顯耀，生意也站上了新的高峰，時至今日其他鄰近鄉鎮，甚至遠至太平的耆老們，都還記得那位「藥店淵」的名字與事蹟。

在記憶中，父親曾有個病患，在中藥的調養之下，令人難以置信的恢復了健康。

有天，林書淵路過家旁的三忠廟時，看到常出現在區公所的科長，正坐在廟前臉色陰沉、唉聲嘆氣，便上前關心，科長才說出自己剛從礦工醫院出來，被醫生診斷為猛爆性肝炎，時日無多，叫他早日回去準備準備。林書淵一聽，除了惋惜之外，想起自身藥行有祖父就傳下來的藥方，對肝病有幫助，就請科長試試家裡的方子，再請他用仙人掌內的汁燉瘦肉湯喝。不出數日科長再度去醫院檢查，數值全都正常，醫生直呼不可思議，是醫學奇蹟。後來這位科長還活到了九十幾歲，林顯揚笑著說「他活得比爸爸還久」。

指指櫃上擺放的「固肺七厘散」以及感冒藥方，林顯揚說林益和堂以前在醫藥尚未分離之前，這些方子都是熱賣藥。接著拉開烏黑的木抽屜，拿出本泛黃的筆記本，翻開內頁細細地看著裡面密密麻麻的文字，林顯揚驕傲地說，這都是以前歷代比較有效的處方，被林家寫作「驗方」留下來。

所謂的「驗方」，即是指經過多次試驗，極具療效的藥方，就會被醫家抄寫下來，留給後代子孫方便使用。而林益和堂的驗方，從內服的胃散、七厘散、肝藥、治血虛蟲；到外用有治龍骨、藥洗、治皮蛇、接骨丸，應有盡有。

「這些藥方，我爸爸叫我不要給別人看，哈哈哈！」爽朗的笑聲迴盪在門樑，只是也聽得出其中的可惜，這些祖傳的驗方，現在多半被林顯揚化為食補的方式，讓先人留下的良藥能換個形式，繼續看照人們的健康。

一般的中藥行多半會有內服的藥方，但林益和堂外用的藥方卻比其他地方來得多，由於以前有位響叮噹的外科中醫師曾在這裡駐診，這些藥即是他開方治人時所留下來的。

核心肌群強健的製藥師傅與藝高膽大的接骨師傅

南剪與北剪，是傳統藥行常見的器具，然而有趣的是，尋訪老藥行途中，幾乎每間都只有南剪或北剪，林益和堂則兩者皆備。

雖皆名為「剪」，但兩者仍有差異。「南剪」刀刃在下，專門切較粗的草藥；刀刃在上的「北剪」，則用來剪當歸、川芎等較細的藥材。

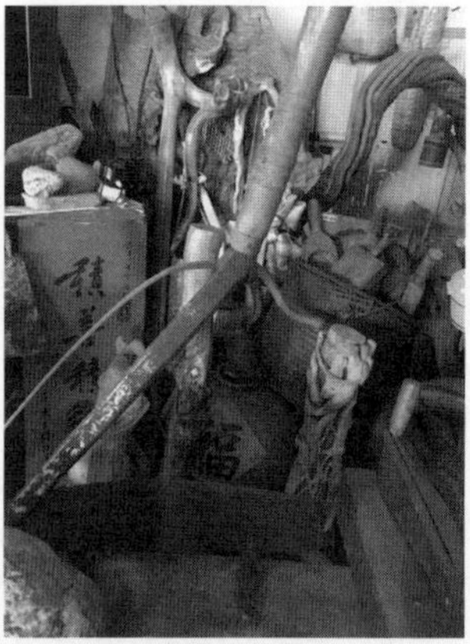

專剪較粗草藥的南剪。
（語屋文創／攝影）

此外，傳統藥行多是「校長兼撞鐘」，

店主除了要把脈診治、開藥配藥，還得自行製藥，或者店裡即有負責處理藥材的員工。但也許因為當年雙溪人口繁茂，藥行眾多，遂出現專門製藥的師傅，遊走於各藥行協助處理藥材。

兒時的林顯揚曾跟著父親去迪化街訂藥、挑藥，據他回憶，那時中藥都是用麻袋裝，選好之後就由火車運送至雙溪車站，接著再用人力拖板車拉到店裡，接著開始製藥、切藥以及製作藥丸等繁複過程。

但無論是阿公或是父親當家的時候，他們都沒有參與製藥，而是是請兩位專門製藥的師傅來幫忙處理。這兩位師傅，並非專屬於林益和堂，他們就像現在的專業技術人員，哪裡有專業需求就往哪去。

「我以前就在那看著兩位師傅一直切藥、碾粉，客人陸陸續續一直來，他們手腳都沒停過，有點空檔才會睡在那張椅子上，不像現在啊，都沒人了。」林顯揚指指櫃檯前的大板椅，語調沉沉地說著。

兩位製藥師傅宛如身懷絕技的高手，邊切藥還邊跟大夥聊天，眼睛這來那去就是不用看手上那柄鋒利的南、北剪；使用藥船碾槽碾藥時，更是不必坐下，雙手像拉單槓般抓著藥櫃頂綁著的木棍，整身懸空，雙腳踩著藥船上鐵輪的橫桿，不停來回碾壓，作出藥粉。就今日眼光來看，不知得有多強的核心肌群及平衡感，才能辦到這超高難度動作。

猶如觀看一場健身秀般，讓童年的他嘖嘖稱奇，但初中之後，社會型態改變，這種長工型態的製藥師傅消失，他回家之後，才開始體會自己切藥、碾藥的辛勞。

除了分工製藥以外，當時林益和堂還有兩位中醫師來駐診，一個內科一個外科，內科當然就是把脈診療，外科則主接骨化傷。由於雙溪煤礦豐富，清末、日治一直到國民政府接管後，煤礦愈開愈多，吸引附近人民來從事挖礦，有時候手、腳被器具或石頭壓到斷了，或哪裡受傷化膿，就會來林益和堂看外科。

那位專營接骨的外科醫師大名魏阿泉，林顯揚都管他叫「阿泉叔」，在雙溪名聲響噹噹，後來他的兒子魏榮桐醫師，也都在林益和堂幫手。

林顯揚對阿泉叔的醫療印象最深的一次，是位鎖骨斷掉的人找上門，因為之前到處去給人處理，所以骨頭的位置移位許多。阿泉叔一看就用火煎藥，用水藥蒸發後的蒸氣對患處噴，然後將病人綁起來便說：「怕你等等會亂動，痛了就大叫，沒關係。」

接下來阿泉叔擺好架勢左喬右移，傷者臉部扭曲至極，伴隨著強烈痛楚發出陣陣鬼哭狼嚎，甚至國罵連篇。經歷那麼一陣痛徹心扉的煎熬後，骨頭居然就順利接回，讓當時的目睹這一切的林顯揚相當震撼，也更信服阿泉叔的手腳功夫。

如今製藥師傅與阿泉叔都不在了，但林益和堂所擁有的這些記憶，甚至是雙溪地區的歷史，也都還完整地留在第四代接班人林顯揚的腦中。

輾轉年少，直至退休回頭扛祖業

出生在一九四七年二月二十六日的林顯揚，過兩天剛好遇上二二八事件，爸爸曾跟他說當時鐵路被封鎖，為了去跟平溪的岳母報生男孩的喜訊，媽媽還扛著雞跟酒，沿著鐵軌一路走去平溪。當時住在基隆遠東戲院附近的姑丈，更連夜逃去雙溪家裡躲藏。

林顯揚就在這段動盪的歷史中，漸漸長大。

孩童時代的林顯楊在雙溪的神社遊玩過，跑進過國民政府軍隊駐紮在國中、小的兵營，更在以前廟口廣場買過古冊、看過魔術、吃過鯊魚魚丸，還在東和戲院看過戲，講起雙溪那段人來人往的時光，林顯揚的眼神閃爍著光亮。

雙溪鼎盛時期共有十三間中藥行，那時人口約有兩三萬人，附近鄰里、鄉鎮比如福隆、鼻頭角的人，都願走上大老遠的路來林益和堂看診抓藥。拍拍眼前的桌子，林顯揚說以前桌上都要泡一壺茶，讓來的人、等的人邊喝邊聊天，那時搗藥聲、談笑聲不絕於耳，好不熱絡。

而和愛玩的弟弟相比，林顯揚對於中藥比較有興趣，爸爸林書淵看準了這點，從小就領著大兒子踏上自己也曾走過的背誦之路，打穩中藥知識的基礎。

在這條訓練之路上，林顯揚感到最辛苦的不是背讀藥書，而是初中時，製藥師傳散去，他下課回家就是忙碌於做藥跟切藥，雙腳放在藥船上的鐵輪來回碾壓，眼睛望著門外同學們趕往球場打球，這是他最難熬的時刻。

「我那時候很喜歡打籃球，所以碾藥的時候，我都希望時間過慢點，不過每次我跑去球場，人都散得差不多了。」話語帶著笑意，但似乎也在其中聽見少年林顯揚的哀怨。

跟父親林書淵一樣，林顯揚並非一開始就接手藥行，而是遠赴基隆念高中，大學畢業後先任預官，後來轉往雙溪高中教書直至退休，才回家扛起招牌。

一九八九年，林書淵離世，藥行的執照隨即失效。當時林顯揚尚在教書，只好聘請了位中醫師到店裡維持家業，但心中一直惦記著祖業，之後終於取得了藥商執照，重回家中，自己扛起祖父以來的家族志業。

不畏凋零，新一代毅然投入下一個百年

「剛回來接手，人人都知道這裡有祖傳驗方，其實生意還是蠻好做的。」父祖的名聲加上療效非凡的藥方，讓林顯揚接店時沒有遇到太大的問題，但隨著後來政府規定的醫藥分家、健保制度，讓中藥行不得再有醫療行為，加上抓藥沒有補助，漸漸地顧客愈來愈少。

另一方面，雙溪後來的產業轉變，以及發生三次重大水患，導致人口外移，也讓林益和堂的生意一落千丈。雙溪從原本的十三家中藥行，至今只剩兩家，小鎮興衰，不言而喻。

「還好祖上建的這棟樓，從大正時代改建後就沒變過，是名建築師辰野的風格，北部就我們這有，很有特色，才帶回了人潮。」

林顯揚緩步走至門口，伸手摸了摸那兩根紅白色相間的火頭磚柱。

這間當年雙溪第一棟日式洋房，在許多報導中不斷被傳播，近年來興起的文化

旅行，更是讓這棟洋房聲名遠播。依著這個觀光的勢頭，林顯揚將許多中藥藥方轉成蜜餞，或是可以馬上沖泡或帶走的食補物品，搭上這波時代的浪潮，也換個方式留下祖先的智慧。

「我自己的兒子、女兒，在新北市中藥商業同業公會擔任青年軍，跟政府爭取檢定，準備接手我們的店了。」林顯揚語氣溫和，卻透露著驕傲，兒子林耀玄、女兒林育如不畏中藥行業的凋零，毅然投入，讓林益和堂「益人通和」的精神，將在林家子孫的手上邁向另一個百年。

林益和堂歷代傳人一覽

第一代：林燦廷（清末）

第二代：林功勳（日治時期—一九五一年）

第三代：林書淵（一九五一年—一九八九年）

第四代：林顯揚（一九九七年—）

第五代：林耀玄、林育如

林益和堂

地址：新北市雙溪區長安街 3 號

營業時間：星期三至六：09:00—21:00

星期日：09:00—20:00

星期一、二公休

粉絲專頁：

眼光獨到多角經營，承先啟後的六安堂參藥行

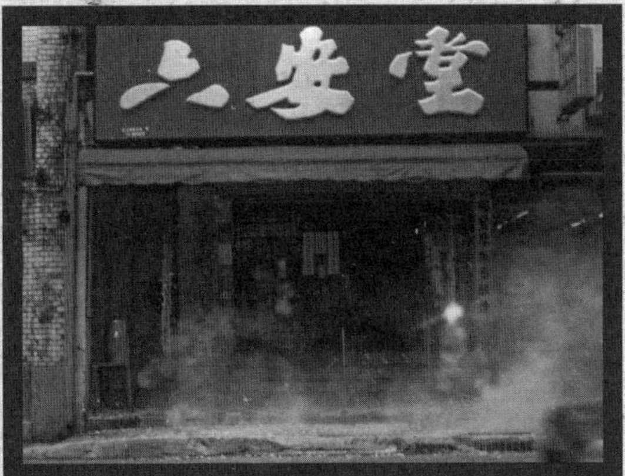

延平北路店。

（六安堂／提供）

大補調養方：撥開蒸騰的熱氣，紅棗、黑棗、當歸、枸杞、茯苓、黨參等多味藥材浮在黑亮湯液，漫出陣陣淳厚濃郁的藥香，光是聞上便已覺精神百倍。一瓢藥湯，柔順滑潤，甘甜入喉，回韻之時還帶點野味，這野味來自細心調製的調補良藥「二仙膠」，補上加補。這帖用來燉雞補身的大補調養方，用料闊氣實在，味道細膩不苦，其背後傳遞著一間百年藥行始終堅持給客人最好的承諾。

踏入現今還保有日治時期風味的迪化街，老字號藥行散布其中，經營超過百年的卻寥寥無幾，這些老藥行多半古色古香、燈光昏暗，從匾額到藥櫃、藥秤到桌椅，無不散發歷史的光暈。

其中，卻有間百年藥行從裡到外，金碧輝

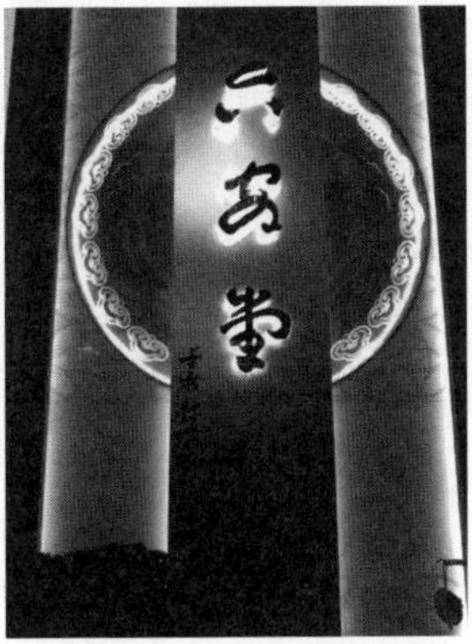

六安堂 LOGO。
（語屋文創／攝影）

煌，毫無陳舊之感，裝潢氣派莊嚴、光亮潔淨，員工制服一致，待客親切，牆上掛著大大的設計LOGO，現代感十足，這便是不斷隨時代邁進的「六安堂」。

一九八〇年代末，中藥進口解禁，中國的中藥材開始大批進入大稻埕碼頭，當時藥材下船後的第一站，便是拖往現今的迪化街買賣產銷，全臺各地的人都來此採買，這條街上更佇立著許多已站穩腳步的藥行，主宰藥材的價格與通路。

此時，一位二十八歲、剛結婚的年輕人，毅然決然踏入中藥買賣的一級戰區，將原本自身在延平北路的藥行，遷入此處，在眾多老同行間殺出一條血路。

這位不怕虎的初生之犢，正是將六安堂打造成今日華麗樣貌的第三代傳人——楊世福。

不過，這等勇於挑戰的精神，並非楊世福一人獨有，而是存在於六安堂歷代當家的血脈之中。

仁醫兄弟，奔走濟世

清末民初，福建惠安有位楊姓醫師，常提著藥箱醫書，騎著馬風塵僕僕地四處替窮苦人家治病，無論急症緩病，把脈開藥皆親力親為。當時時局不穩，百姓經濟困乏，看病之後只能在馬鞍掛上番薯、雞蛋等物品替代診金。就算百姓付不出任何物品、費用，楊醫師也不甚在意，每一趟出門回家，馬背總掛滿各式「心意」，展示著人們的純樸，也看出醫者的寬慈。

這位仁醫名叫楊誠法，在那個人民貧困、軍閥充斥的大時代，不畏局勢動盪，山長水遠地驅著馬蹄，踏遍鄉里治癒著惠安百姓的病痛。

一九一三年，楊誠法與哥哥楊靜如，在福建省惠安縣網川鄉樹林街，決定以四十圓龍銀創立中藥房，讓藥材的取得更方便，得以援助更多民眾，就此開始選方製藥與行醫濟世的複合式經營，不用多時便傳開良藥仁醫的美名。

現在六安堂店中還存著楊氏兄弟當年取名的對聯：「六脈不調須藥石，安身無恙即神仙。」

六脈是指人身六條主要經脈，為氣血行走之要道，六脈不順，便須藥石調養；若能無病無痛、安享天年即如神仙。除各取開頭兩字為店號外，對聯更暗藏中醫「上工治未病」的調養之道，帶出楊氏兄弟期望藉由藥方醫術，帶給客人安享天年的目標。

安身在惠安的六安堂，生意愈做愈大，以此為中心，商行開始聚集開業，一時車水馬龍，百草櫃前四方來客，絡繹不絕。

直至國共內戰爆發，國民政府最終撤退來臺，六安堂也隨著軍隊一同踏上人稱福爾摩沙的島嶼，準備一切重頭再來。

六安傳人落腳臺灣，開枝散葉。

一九四九年，六安堂來到臺灣，看準當時臺北大稻埕延平北路一帶，有著酒家、餐廳、百貨等各式商行，熱鬧非凡，決定設址於此，並先後在延平北路與饒河街開業。這時第二代傳人楊渭澄，身為楊家長子，接下父親楊誠法的棒子，在新

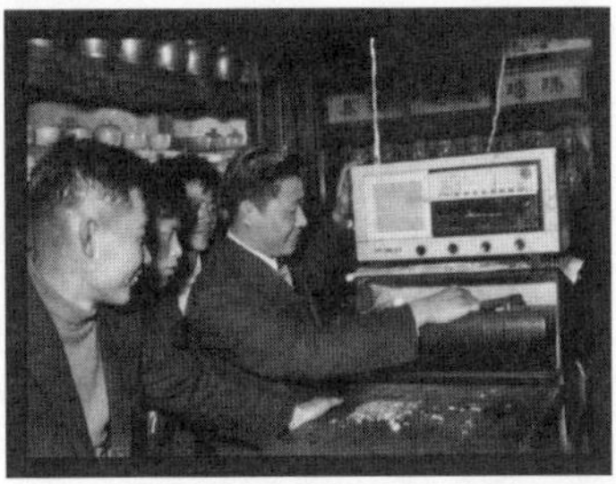

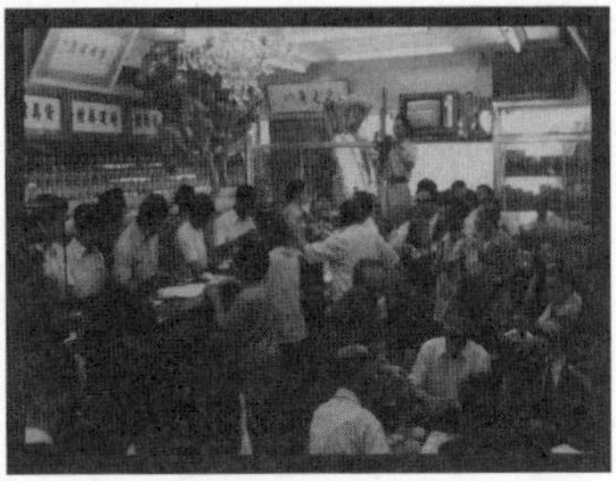

延平北路店。
（六安堂／提供）

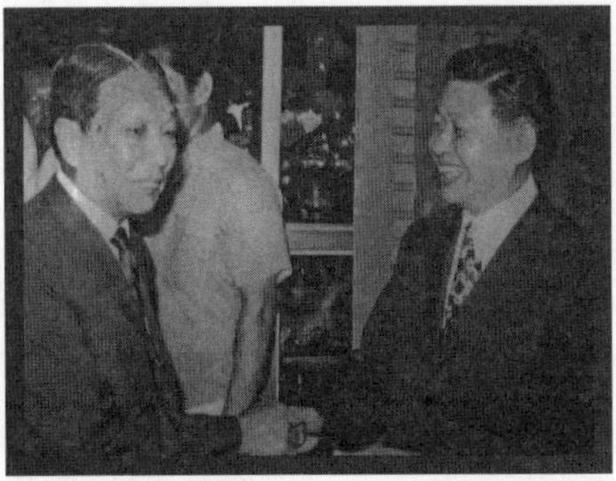

延平北路新廈落成，楊森將軍蒞臨剪綵。
（六安堂／提供）

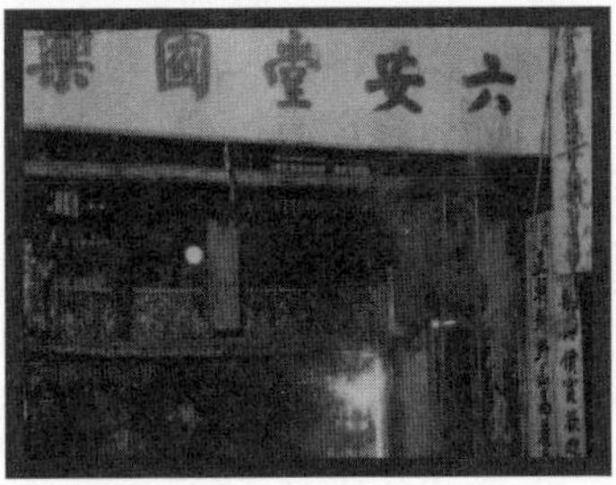

松山饒河街店。

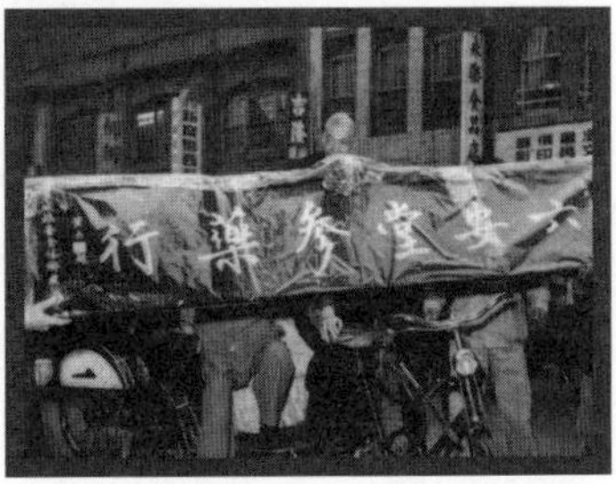

延平北路老店開幕。
（六安堂／提供）

土地上兢兢業業，憑藉著勇氣與技術，胼手胝足地開拓著六安堂的名聲。

楊渭澄除了謹慎持業之外，還相當具有商業頭腦。一般來說，地方的傳統中藥行，主要靠當地的地緣客，若能依附在傳統市場附近，便可藉婆婆媽媽買菜買肉路過之際，推廣燉補藥方，讓生意常態化經營。六安堂當時所在的延平北路就具有大型的傳統市場，饒河街更有早、中、晚各個時段的市場，可見楊渭澄選址之時就有所考量。

應對客人方面，楊渭澄除基本的以客為尊外，更堅持店中夥計都需穿上襯衫，自己亦始終西裝筆挺出現在顧客面前。以當時的中藥行來說，這等裝扮獨樹一格，但並非標新立異，而是他深信堅持藥材品質與深通醫術只是基本，整齊、專業的第一印象，也是獲取顧客信任的重要關鍵。

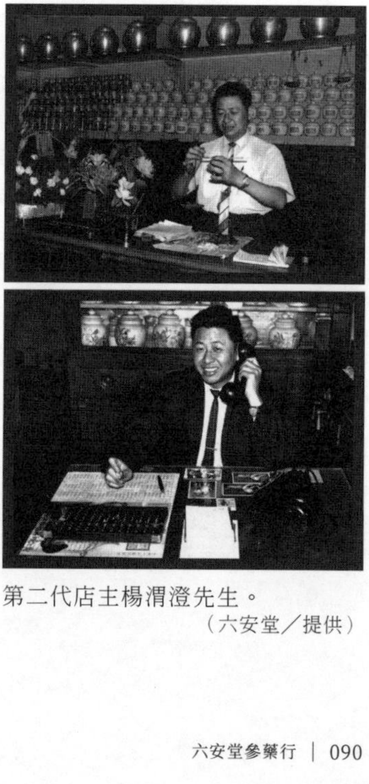

第二代店主楊渭澄先生。
（六安堂／提供）

所謂人必自重而後人重之，這個「重」對楊渭澄來說，應該是內外兼具，才能達到最好的效果。

望向至今還懸掛在店面中的老照片，尚可見楊渭澄英姿颯颯，衣著隆重在櫃前抓藥的模樣，就可知他對家族志業的重視，以及對自身的要求。

除了這套待客哲學之外，楊渭誠還懂得如何製造「意外」，來營造話題達到行銷目的。

有天不知是意外或蓄意，楊渭誠突然踢翻一甕貴重的藥酒，甕破之後酒汁四處流淌，陣陣濃厚的藥香隨之滿溢在空氣中，瞬間傳遍街道，許多顧客便循著香氣上門前來求藥。一甕酒換百名客，可說划算至極。

六安堂的名號，就在楊渭澄與其太太楊馬麗卿兩人的戮力經營下，日漸響亮，而楊渭澄其他楊家弟妹，

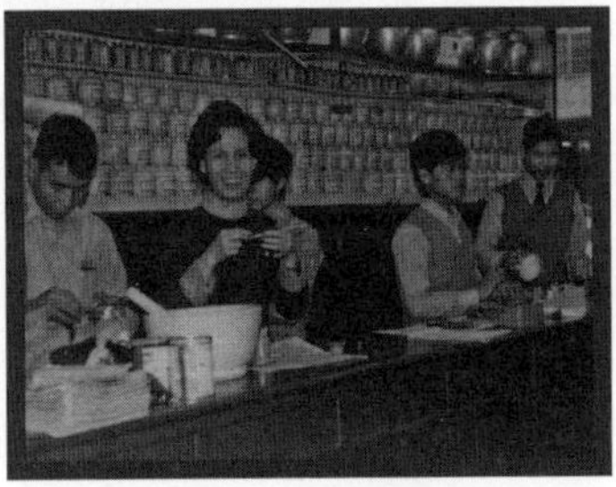

第二代店主夫人楊馬麗卿女士。
（六安堂／提供）

也憑藉著大哥打下的威望，在萬華、松山、南門、士林、泰山等地，亦用六安堂的名字開設中藥行，六安堂方入臺灣不久，便在二代傳人的勇氣與智慧下，開枝散葉。

長期忙碌、不敢懈怠地振興家門，楊渭澄醫人卻忘己，自己與太太積勞成疾，雙雙早逝。當時長子楊世福，面臨著接下父祖志業的巨大壓力，竟做出了一個驚人的決定。

不入虎穴焉得虎子，三代傳人勇猛果敢

楊渭澄的長子楊世福，自小就被父親選中，必須繼承祖上志業。從懂事識字起始，便在父親的指示下開始背誦各種藥經、藥訣，稍大一點就被派去學習辨藥、切藥、製藥等過程，在中藥知識與經驗的灌輸下，楊世福雖然小小年紀卻已習得大量經驗。至於醫術方面，當時店內有三位老中醫駐診，父親讓他在醫師為患者把脈後，自己再把一次，並跟醫師說出患者的脈象與相應的病症。

如此每天高壓地「面試實習」，在起伏緩急的寸脈之間，楊世福對人身的寒熱、虛實，用藥的君臣佐使，在前輩的引路之下，漸漸從熟稔臻至專業，也讓他往後中醫檢定時順利及格。

楊渭澄嚴厲的教導，讓原本就勤奮幹練的楊世福，更快能獨當一面，高中畢業後便回店裡幫忙。對學業有所寄望的楊世福來說，不能繼續向上深造，心中不免有些遺憾，但看著弟妹因家中經濟穩定，亦不需操心承接家業問題，一個個都讀到大學、研究所，也算是撫慰了自己那顆曾經追夢的心。

二十四歲的楊世福，站在櫃檯後，已儼然一副老闆的穩重模樣，婚後更與太太兩人一起扛下家族招牌。而父親驟然去世，也讓他開始以店主的立場，思忖著藥行未來的走向。

臺北西區在一九七〇年代，由於都市計畫以及人口移動的走向，延平北路一帶開始漸漸沒落。身為六安堂的指定傳人，楊世福也早早看見了這一趨勢，地緣客的生意無法長久，若要永續經營，就必得踏入擁有全臺客源聚集地的處所。

一九八七那年，年方二十八歲的楊世福認為，想讓品牌永續經營，一定要進入迪化街這個中藥材集散地的一級戰場，遂將六安堂延平北路總店遷至迪化街，一腳踩入高手雲集、老店環伺的商業戰場。

殺出血路，楊家獨有的生意腦袋

日治時期，迪化街被稱為「永樂町通」，此處有間名聞遐邇的臺灣人糕餅店「寶香齋」，老闆余傳爐先生將之經營得有聲有色。臺灣企業「義美食品」的創辦人祖父高番王於二十歲至四十四歲間，即在寶香齋任職，從學徒升遷至店長，後於一九三四年集資創立「義美商行」。許多當時名人如辜顯榮、林獻堂、許丙、羅萬等人都是余老闆的老友常客。

寶香齋的原址就是今日六安堂的所在，距離大稻埕信仰中心霞海城隍廟僅有幾步距離，楊世福相中此一具有歷史意味的地點租下，將整間藥行移至迪化街的南街上，準備在這悠久又精深的交易市場上大展拳腳。

當時正值一九八七年，蔣經國宣布解嚴，以往中藥材統一控制在中藥公會的配給制度鬆綁，中國大量的藥材得以傾銷過來，導致中藥的價格急速下跌，當時藥商都稱此為「藥災」。

雖名為「災」，但對當時的中藥行與民眾來說，無疑是件好事。藥材數量不再被限制，親民的價格也讓大家樂意來抓藥補身，照理說楊世福如此精準判斷時局，就算來到藥行戰場，應該生意也不會難做。

傳統交易市場的鐵則，只要是同行競爭若貨物差距不大，總是先到先贏，先到更可以控制通路。楊世福這二十幾歲的毛頭小子，根本不被當地老藥行放在眼裡。老店們把持著通路，多半不願將多的藥材賣給剛來的六安堂，更遑論介紹客戶。楊世福為了突破重圍，在那個電信還不普及的時代，於店門口申請設置了公共電話，並在電話旁擺放多款又是家家常用的藥方帖子，標上低於市價的金額，再找人放出以成本買賣的銷售消息。

不管在哪個年代，價格永遠都是消費者考量的第一基準，特別在早期全民節儉的臺灣更是如此。

楊世福此計一出，店門大排長龍，人人買了便宜又兼具品質的藥帖，便拿起門口電話，相報給親朋好友。幾個月下來門庭若市，不只迎來了生意，也獲得老店們的肯定，楊家傳人特有的行銷頭腦，讓楊世福得了裡子也贏了面子。

超前部署，六安堂的老店現代化之路

走了成功的第一步後，楊世福更乘勝追擊，在六安堂鋪中開立中醫診所，讓醫、藥合一，一方面確保客人獲得全面性的照護，一方面也讓藥材的銷售更有保障。此外，他深知為了價格而來的顧客，總有一天也會因為價格而去。楊世福瞄準金字塔頂端客戶，設立「六安極品燕窩行」，啟動推廣高級藥材及食材的未來經營策略，同時也是為了建立藥行特色，開始向高級中藥材、食材商進貨。

避開削價的惡性競爭，楊世福寧願保留品質留住客人，他將藥材分出等級，比如粉光參，有一斤兩萬、七萬到十幾、二十萬。一般藥店不會準備這麼多，但因為六安堂擁有各種經濟階層的客戶，所以流動較容易，更可以保證藥材新鮮不變。特色建立起來後，廠商有好貨，也總是第一個送往六安堂，雖然售價較其他商家來得高一些，但由於顧客食用後，便知其品質之優良，回購率居高不下。

不到幾年的時間，楊世福便買下了這間屋子，讓六安堂真正地扎下藥根，在此繁茂的生長起來。

一九九〇年代末期，網路才剛面世，楊世福敏銳的經營神經，就意識到這將是未來交易的趨勢，便著手布局網路通路，並開始多角化經營。不只販賣藥材補劑，更加入許多高級食材、冷凍食品的商品品項，推出郵政劃撥服務，顧客也可以上網或電話訂購，以宅配送達。

這在現今理所當然的消費方式，在二十多年前，卻是相當具有洞見的冒險與嘗試。

若要說楊世福唯一失算的策略，也是因為他的眼光太過先進所造成。約莫十五年前他就推廣買藥材送環保袋、保鮮盒的活動，只是礙於當時環保意識尚未普及，這一領先業界十多年的想法因而告吹。

在店鋪的設計與思考方面，楊世福也與他人想法相異，自從來到迪化街，一反中藥行在空間與物件上保留古味的傳統思維，不斷地更新店鋪。在二〇〇九年甚至全面拆除重建，對店內的裝潢設計都親力親為，每一個擺設跟變動，都與設計師再三討論後才定案。每個櫥櫃、長廊與桌椅，都經過自己用魯班尺細心的丈量，每一個公分數字背後代表的絕對都是吉祥、富貴，牆上代表品牌的 LOGO 也由楊世福親自設計。如此精密與慎重的工程，終於在二〇一二年完成，歷時三年，成為了今日華美氣派的六安堂樣貌。

楊誠法在惠安打開六安堂的歷史，楊渭澄則是在臺灣把六安堂開枝散葉，楊世福更以新穎的思維，將六安堂做得更現代化，三代都用自己獨特的經營方針，隨著時代脈動前進。唯一不變的是慎選藥材，並自行用古法炮製，隨著爐火煉出的不只是良藥，還淬鍊著那顆從祖上傳承下來的仁醫之心。

但當政府法規轉換，導致產業的寒風吹起，六安堂又要如何繼續走出新路？

政策轉換，奏起中藥行悲歌，唱出六安堂的哀愁

臺灣自一九九〇年代以來，政府重新訂定多項醫療政策，卻敲響中藥行凋零的喪鐘。

比如健保設立雖讓人民看診、藥費得到補助，卻不包含傳統中藥，只補助藥廠的科學中藥，並規範中藥行不得自行調藥，或傳播藥方療效。加上一九九三年後再也不發中藥藥商證，讓中藥行面臨無證經營的窘境，二十幾年來中藥店家數字不斷下降，每年以兩百家結束營業的速率，顯示市場萎縮不斷惡化，時至今日仍沒有止息。

一九九二年出生的楊凱宇，是楊世福的長子，其成長過程正好就是傳統中藥產業走下坡之時。

中藥傳統中治病去瘀的藥酒，也因法規限制酒類不得私釀販賣而被禁止。楊凱宇印象中某次政府官員前來檢查，店中放置的藥酒就被官員盯上，警告不得販售，但在父親這等傳統醫者的心中，藥酒跟一般飲用酒的差異甚大，如今變成客人選藥後才能泡製，如此一來，藥品的輪轉率跟著變差，無法先行製作，相當耗時費工。

中藥行傳統製作的藥丸，也因不得調藥的規定，無法先行製造，只能等客人來訂，方可處理。楊凱宇不解地說：「像大家都知道的六味地黃丸，就不能先做，政府認為必須通過大廠的科學中藥檢驗保證，而我們這自己遵循古法祖方，千百年來都證實有效的作法，為什麼就不行呢？而且大廠的這些藥方不就是先從我們中藥行出去的嗎？」傳統中藥行多半賺的都是工錢，許多炮製跟客製的藥，如今都礙於法規難以進行，自然利潤也大幅降低。

在楊凱宇的心中，中藥很多藥方都有千年歷史，意味著它們也有千年的臨床實驗，古往今來千萬人服食都具有效果，為什麼時空一轉，要讓人如此看待？反倒是現在市面上大廠商在賣的四物飲等，主打古方改良的保健品，在他眼中看來不止古方不足，甚至有許多現代化學物質添加，要他飲下都不太敢，但是傳統實在的四物湯卻沒人想碰。

近年，法規更針對藥品、食品內容說明加強取締，但條文不斷的改換，讓中藥行無所適從，特別是療效的字眼更是禁忌。採訪時楊凱宇苦笑道出：「我們都很緊張，不知道現在法規到底是怎樣，如果被認定有問題，上游的藥材也會全部被搬走，很可怕。」

說到這裡，楊凱宇想起父親曾說的一件趣事，相當諷刺。

六安堂早期有帖良方叫「健步丸」，專治膝蓋無力癱軟症狀，有位客人買回去給自己母親吃，一吃見效，原本走路都有點吃力，服用之後居然可以爬上樓梯。客人不信中藥有此功效，認定摻了西藥，通報政府官員，檢驗之後並無任何西藥成分，該官員還自己買了回去給家人吃。

父祖傳下的良方，卻在政策的訂定下，無法再度面世。時間一長，等知曉作法的師傅們都離去，便將永遠失傳。

楊凱宇印象中小時候父母非常忙碌，客人接續不斷，自己的童年常在安親班度過。雖然生長在藥行中，但父親態度開放，不像祖父般嚴厲，從未叫他準備接掌家業，因此也未逼他學習中藥知識。在其高中畢業之時，家中生意已受環境轉換影響甚鉅，父親卻未請他幫忙店務，反倒問他要不要去日本留學、看看世界。

楊世福童年刻苦的學習，以及後來放棄學業接下招牌，將自己人生最精華的片段，都無私轉換成六安堂的榮光與名望，就算在祖業面臨挑戰之時，仍不想將自己選擇承擔的人生，丟給孩子，而是讓孩子自由去選擇未來。

二十五歲立定志向，四代傳人回頭接手六安堂

採訪當天，六安堂第四代傳人楊凱宇，一頭時髦捲髮，穿著筆挺襯衫，腳踏一雙編織皮鞋。如果不說，恐怕沒人想得到他是百年藥行的經營者，這應該也與成長歷程有關。

有別於其他自小學藥的傳人，楊凱宇小時候，頂多週末才到店裡幫忙，其他生

活樣態則與各地莘莘學子相同，無非就是念書升學，如果有空才想想未來。

「去完日本之後，發現還是回家好，我看朋友們二十多歲出去也是滿頭包，而且六安堂的招牌這麼重要，如果有資源、有想法可以弄得更好，我為什麼不回家？這是一種自發感，比被規定好得多。」楊凱宇輕鬆地說著，卻也暗暗道出年輕人面對目前經濟環境的無奈。

二〇一六年從日本留學完回國結婚，楊凱宇服完兵役後，為補足承繼家業該有的中藥知識，便與太太二十四小時待在店中，向父母和資深員工學習。被問起哪些過程最感辛苦，楊凱宇只笑笑地說，什麼都辛苦，特別是記藥名以及效用這種本該在孩童記憶力強盛時下的讀背功夫，令他苦惱，更別說辨別藥材不同與品質時，需要長年培養出來的感官經驗，更是難上加難。

說完他便請太太抓了兩味藥材放在我們眼前，兩種都有如樹皮，形狀大小與紋路也基本相同，楊凱宇說一味是續斷、一味是防風，兩者的差別只在顏色深淺不同，還有些藥材幾乎完全相似，需運用到嗅覺甚至親嚐藥材，才可辨出差異。一旦看到藥材的顏色過於鮮豔，再加上近聞有股刺鼻味道，就表示這藥材可能熏過硫磺來保持顏色，偽裝成新鮮貨，但硫磺有毒性，絕不能使用。

勤奮學習的補強知識之外，楊凱宇也如代代的六安堂傳人一樣，有著不同於他人的勇氣與獨特的經營思維，在他心中漸漸發酵。

我們要一直改變，因為我們要向前走

一般中藥行憑藉補冬的文化傳統，業績多半在冬天達到最高，夏季最淡。而六安堂在楊世福與楊凱宇的多角化思維之下，連結許多額外的食品品項，讓生意沒有所謂的淡旺季之分，舉凡各種冷凍食品、高級食材、休閒食品、禮品都納入業務範圍，稍稍降低受法規衝擊的程度。

楊凱宇和父親也考量到中藥客層老化的問題，不斷思索如何讓年輕人接觸中藥，進而一起設計出中藥茶包、草本藥浴甚至美容面膜等產品，試圖重新詮釋中藥的面貌，進入現代人的生活之中。迪化街近年來文創產業進駐，楊凱宇積極地與地方文創產業配合，在二〇一七年與街上其他中藥行舉辦第一屆「本草派對」，推出各式中藥飲品，讓年輕人來這跳舞放鬆之餘，親身體驗中藥的文化與美好。

除了國內市場經營方式的改動，楊凱宇更借用自身留學的經驗，將店中的補藥配方轉換成日文介紹，搭配上在日本的人脈，積極將自家的藥品外銷日本，順便推廣大稻埕歷史文化，帶動日客來訪，日前已有多家日本節目聞名而來拍攝。

「我們絕不守舊，要往新時代走，我父親現在退居幕後，除一些帳目以及藥材品質的看管以外，什麼都放手讓我嘗試。如果我有經營方向的問題問他，他常跟我說：『你就去做啊！我們要一直改變，因為我們要向前走。』」楊凱宇說起父親這句話，心中滿是感激。

翻開六安堂藥簿，滿滿祖上傳下的方子，幾乎從頭治到腳，從小補到大，無論男女症狀都有相應的藥帖，每帖藥後面都有著父祖醫治病人的故事。楊凱宇看在眼中，更加下定決心，無論未來多麼艱難，這塊百年傳承的招牌，一定要像父親所說的，繼續向前邁進。

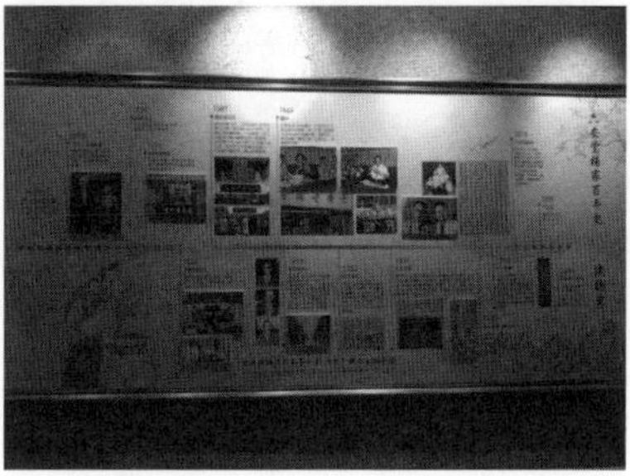

六安堂百年史。

（語屋文創／攝影）

六安堂參藥行歷代傳人一覽

第一代：楊靜如（一八九七年—一九五九年）、
楊誠法（一九〇二年—一九七二年）兄弟

第二代：楊渭澄（一九三〇年—一九八三年）

第三代：楊世福（一九五九年—）

第四代：楊凱宇（一九九二年—）

六安堂參藥行

地址：台北市大同區迪化街一段 75 號

營業時間：星期一至六：09:30—19:30

星期日：09:30—18:00

網站：

吃一帖上乾元蔘藥行補藥，贏過金銀財寶

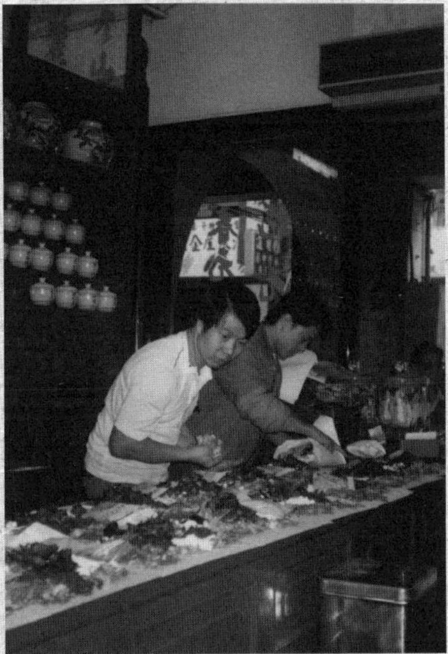

上乾元蔘藥行以往的售藥盛況。
（上乾元／提供）

四神苦瓜湯：蓮子、芡實、淮山、茯苓、苦瓜同鍋煮上四個鐘頭，不斷攪拌再攪拌，耐心熬出藥材的澱粉質，直至悉數軟爛成泥狀。濃稠的灰白色湯品，乍看色相並不誘人，入口有如喝粥。嚐起來就像常見的四神湯，令人驚訝的是竟毫無苦澀味，原來苦瓜早已熬爛至湯中，苦味也已被藥材中和，唯在入喉之後，揚起一絲絲甘韻。這是上乾元蔘藥行獨門的湯品，也是百年藥行力求新氣象的一帖證明，多希望所有的苦，最終將化為一抹甘美。

走在迪化街規劃完善的行人徒步區，兩邊是櫛比鱗次的中藥行，屋簷下擺滿散發香氣的乾燥南北貨，霞海城隍廟旁的永樂市場綜合大樓裡，容納了許多小吃攤及布行。

迪化街的所在地舊稱「大稻埕」，一八六〇年淡水開港後，外商紛紛來此設立洋行，加以附近碼頭帶來的船利，跟著帶動了大稻埕地區的貿易發展。直到一九〇〇至五〇年間，迪化街已是全臺灣商業貿易最興隆的地方。

日治期間，大稻埕已經成為中藥的主要集中點。起初因藥材必須透過特定管道由香港輾轉進口，藥材取得不易，所以大稻埕地區中藥商家的數量有所限制。直至一九八七年，全面開放中國藥材進口，大稻埕的中藥商家如雨後春筍般增加，讓迪化街成為一條藥香撲鼻的熱鬧街市。

由於大稻埕開發得早，有許多歷史悠久的老店隱身於此，「乾元藥行」便是其一。自清光緒元年（一八七五年）便在此開設，歷經股東、陳氏家族輾轉接手，如今由第三代子孫陳建國另創「上乾元蔘藥行」，名稱雖有不同，仍一脈相承了近一百五十年的藥行內蘊。

吃一帖乾元補藥，贏過金銀財寶

早年大稻埕地區流傳著一句話：「吃一帖乾元補藥，贏過金銀財寶。」顯示乾元藥行在此的龍頭地位，從許多歷史資料中，也可看出藥行當年的蓬勃發展。

一八七五年，張清河在大稻埕創立「乾元藥行」，一九一七年過世之後，由股東陳茂通繼任經營。陳茂通曾擔任臺灣本島人藥業組合長、藥郊聯合會會長，是大稻埕的名人之一。

歷史資料顯示，陳茂通掌管乾元藥行近二十年間，便與位於日本長崎的貿易商「泰益號」有生意往來，曾向泰益號訂購中藥材，或向中國藥商訂貨後，委託泰益號轉口運送至臺灣。

目前由中研院臺史所檔案館所典藏的長崎泰益號文書資料中，有一份一九二八年八月一日乾元藥行致泰益號的書信及信封。從乾元藥行信封上所印製的廣告宣傳，可見元丹、平安散、何首烏七寶丹、小兒肥兒丸等藥品，皆是當年的販售品項。

此外，昭和七年（一九三二年）七月二十四日《臺灣日日新報》也曾報導乾元藥行寄贈平安散一千包，提供給當時發生流行疫病的廈門地區。種種資料都顯示出乾元藥行當時的規模與名望。

陳茂通過世之後，乾元歷經股東朱樹勳、盧阿山等人繼任經營，而後於一九六〇年由陳金清富接手，結束「傳賢」的形態，乾元藥行開始以「傳子」方式傳承。一九九四年由陳金清富兒子陳鳳鎮接手經營；陳鳳鎮過世之後，由二兒子陳建忠繼任，二〇一〇年，三兒子陳建國因與兄長理念相左，於迪化街上另創「上乾元蔘藥行」。

用餐開三桌，吃飯聽打鐘

一九七三年次的陳建國，雖年紀尚輕，但因從小在藥行長大，高中一畢業便在自家學習製藥，對於當年榮景仍記憶猶新。他敘述起童年回憶，彷彿也帶領我們穿梭時空，回到數十年前的大稻埕，重見彼時的藥行榮景。

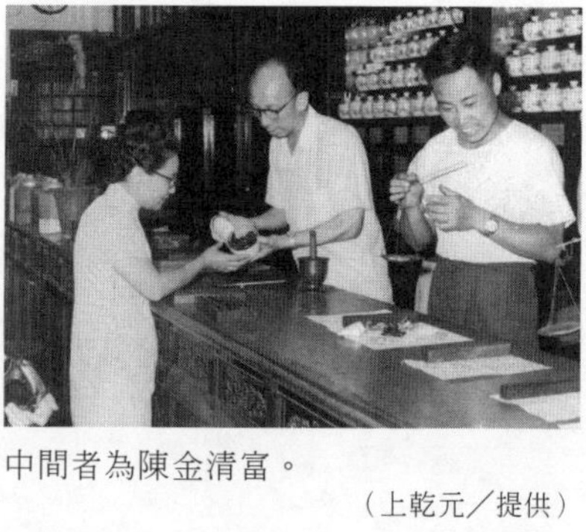

中間者為陳金清富。
（上乾元／提供）

陳建國說，祖父陳金清富除了掌管乾元藥行，也自行開設從事藥材批發的「春元行」，而後春元行由叔叔陳鳳揚管理，父親陳鳳鎮便接手乾元藥行。

尚未全面開放藥材進口的年代，藥材以配給制分配各藥行，曾任中藥公會理事長的陳金清富專做紅棗、黑棗的批發，全臺灣跑透透，負責各地藥材的批發專賣。也因為如此，陳金清富很少在家，將藥行交給九個子女管理，店裡還請了許多師傅、學徒，才能應付絡繹不絕的顧客。

當年多數百姓都想習得一技之長，進中藥行當學徒，出師之後自行開店當老闆，更是許多人選擇的生存方式。當年，藥行根本不愁沒學徒，只要往門口貼一張徵人啟事，立刻就會有人上門應徵。

或許因為大稻埕是當時全臺灣貿易最興隆之處，也成為中南部年輕人前來打拚之地。巧合的是，當時乾元藥行的學徒以員林、彰化人居多，藥行便在店裡

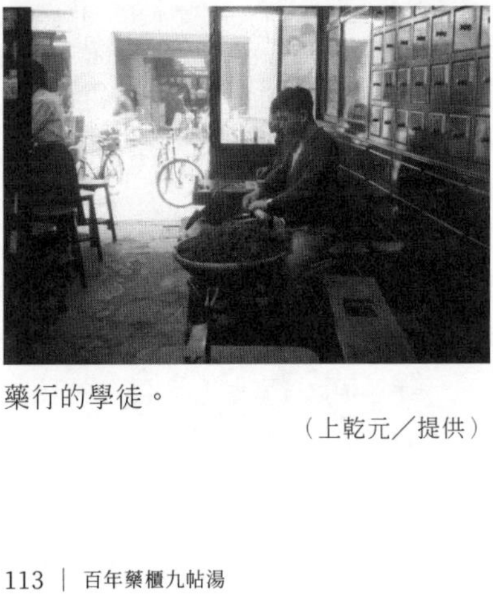

藥行的學徒。

（上乾元／提供）

隔出一間間小房間，供學徒們住宿。

當學徒的薪水並不高，但藥行不只包住也包吃，陳建國回憶道，藥行全盛時期，用餐時間一到，便得開三張十二人座的圓桌，店內的陳家子孫、師傅學徒們才坐得下。

往昔藥行的營業時間是上午十點到晚上十點，必須為員工們準備三餐，藥行還有專門負責煮飯的阿姨，每每聽到「鏘」一聲的清脆鐵板聲響，就代表吃飯時間到了。而且，由於店內人手太多，還得輪班吃飯，由各部門的師傅坐下先吃，其餘人先顧店，待師傅們用餐完畢，下一梯次才能坐下吃飯。

「以前開藥行是煩惱沒飯吃，現在是煩惱沒生意。」陳建國當年站店口時，常常忙到一天只吃一餐；現在鼎盛時期已過，生意清閒得多，卻得擔心沒生意做。

其實整條迪化街的中藥行都哀鴻遍野，有的藥行營業額甚至降了三分之二，尤其四到九月間更是藥行淡季。臺灣景氣不佳，大家把錢包守得更緊，冬至時來抓藥進補的人也寥寥無幾。

除了民眾對於中藥的依賴逐漸降低之外，利潤愈來愈低，也是藥行經營的難處。為了避免農藥、重金屬殘留，盤商必須另作檢驗，一樣藥材的檢驗費就要三千元，這些成本當然轉嫁到藥錢上。有時又遇上颱風、淹水等天災，中藥失收，價格說漲就漲，別說賣中藥利潤太薄，有錢都未必買得到藥。

職人精密分工，親力親為

由於規模較大，還兼做批發事務，加上所有藥材都得自行處理，所以過去乾元藥行的分工相當精密，炒藥、製藥、切藥、店口抓藥、製藥丸、製藥粉都各是一個部門，每一個部門都有一位師傅作為負責人。

這些負責人，可說是藥行內的靈魂人物，因為陳金清富及陳鳳鎮時常在外跑業務、談生意，擁有真才實學的師傅們，便撐起了藥行的品質與信譽。

從小在藥行長大，國中便會看藥單、包藥的陳建國，高中畢業的隔天便到藥行學習。雖然是老闆之子，但這條修習之路，陳建國走得不比別人輕鬆。

「你什麼都得學，否則員工以後就不要你了。」有位師傅這麼告誡著，陳建國印象很深刻，正式學習的那一天，他便拿起鍋鏟炒杜仲。由於炒杜仲時必須一邊噴灑米酒水，免得起火焦掉，他一手拿鍋鏟、一手拿噴水槍，在熏人的煙霧中，開始了他的學徒生涯。

切藥切到手心長滿厚繭，是陳建國親力親為的證明，談起各種炮製過程，他更是如數家珍。比如天麻，必須煮熱薑水，一天洗三次，洗到質地變軟再燜，燜到內部也軟化，再用刀剪劈開。「做天麻好像在顧小孩一樣。」他笑道，對待原物料必須像對待嬰兒般戰戰兢兢，否則一個不小心，整堆的天麻都會發霉。

水蛭這種古老的動物藥，則需要先以麻油炸過，再加上麵粉，接著用醋洗掉麵粉後再風乾。但光是下油鍋這個步驟就夠折騰了，濺起的熱油常常無情地噴上手臂，再痛也不能喊停。

常見的附子，也必須用礬水泡上一週，且必須每天換水，接著再加進黑豆、紫蘇、薑一起煮，祛除藥材的微毒性；接著再升起木炭，將一個大鍋子倒扣過來，將附子一片一片貼在鍋壁上，以炭火熱氣完全烘去毒性，放至半乾，再送進烤箱烘烤。

「烤完附子，就是我們烤肉的時間。」製藥雖累，回憶起那些苦中作樂的片段，陳建國嘴角仍流露一抹微笑。

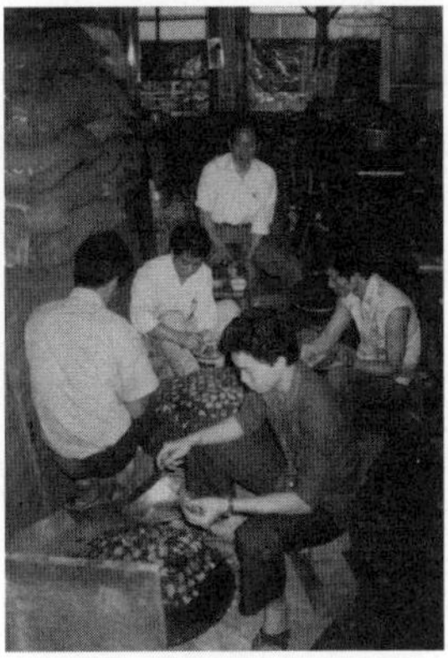

烤附子的過程。（上乾元／提供）

消失的永樂町小賣市場

或許是從小就在店內幫忙，見識過父祖輩時期的大稻埕榮景，陳建國憶起過去，語氣中總有股淡淡的感傷。雖然近年迪化街商圈經過規劃、重整，開始吸引更多年輕人或外籍觀光客到此一遊，但看在老臺北人眼中，終究回不去過往的燦爛時光。

現在位於霞海城隍廟旁邊的「永樂布業商場」，一共四層樓，一樓是販賣小吃的永樂市場，二到四樓則專賣布料，成為許多觀光客來此必遊的景點。不過，二十多年前，它可是另一種截然不同的風貌。

永樂市場最早可回溯至一九〇八年，創建於日治時期，那時命名為「大稻埕新市場」，至一九三一年更名為「臺北市公設永樂町食料品小賣市場」，並於一九三三年擴建成為可容納兩百多家店面的平房建築，包含生鮮蔬果、布匹、飲食、和洋雜貨等商家。

如今不復見的平房市場，只存在於老臺北人的記憶中，當然也是陳建國兒時回憶重要的一景。他說，偌大的市場像個迷宮，非常好玩，裡面販賣著許多好吃的東西。

直到一九八二年，臺北市公設永樂町食料品小賣市場拆除，並於原地改建為現在的永樂布業商場。當時的迪化街仍像個不夜城，永樂布業商場前的廣場有許多小吃攤販、快炒，陳建國常與師傅在藥店打烊後，相約吃宵夜、逛夜市，青春正盛，好像有用不盡的體力，迪化街也總要熱鬧至深夜兩點過後才肯安靜下來。

如今，即使迪化街商圈觀光風潮再起，仍追不回某些往日情懷。「現在晚上七點後就沒什麼人啦，攤販、店家十點就收光了。」陳建國說道。原本乾元藥行必須忙至晚上十點才打烊，現在，上乾元蔘藥行的打烊時間卻逐漸往前調整至八點，便拉下店門休息。

無法復刻的，除了周遭環境之外，還有僅存在舊時光裡的師徒情誼。

站上櫃檯，是藥行學徒的莫大榮耀

乾元藥行裡的師傅們，擁有相當崇高的地位。用餐前，學徒必須先為師傅盛妥一碗飯。師傅不僅承擔起傳授知識祕訣的責任，還得把關學徒是否具備出師資格。

「學徒普遍是三年六個月出師，但沒有心，學十年也沒辦法。」陳建國說，以前師傅們相當嚴格，看你真有心學才願意教。倘若看準你只是來打混摸魚，誰來關說都沒用，不教就是不教。

在乾元藥行，能站上櫃檯，等於是獲得出師的肯定。一般學徒只能待在屋後製藥，哪能靠近抓藥、配藥的櫃檯，連摸都不能摸。必須等到師傅們認為該學徒已經學透藥行大小事務，才點頭首肯允許站上櫃檯。

或許正因為擁有如此嚴謹的「師資」及「資格判定」，許多學徒出師之後，都在三重、板橋、臺中、苗栗等地開設中藥行，直到今日，仍與上乾元蔘藥行有聯繫。「遇到不懂的地方，也是要請教他們啊！」這些早年好不容易熬出頭的昔日學徒，現在都成了老師傅，反過來助老東家後代一臂之力。

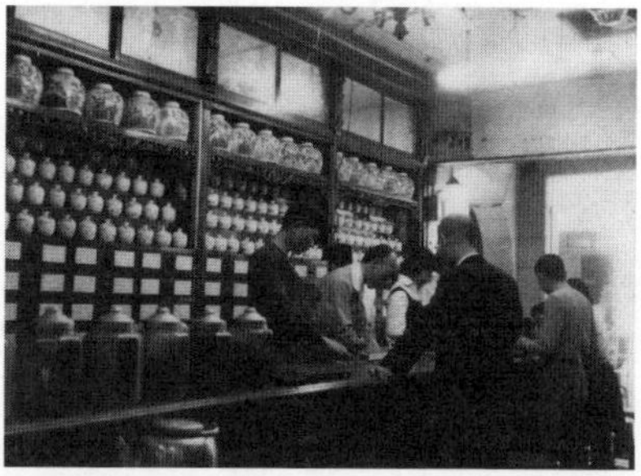
出師後才有資格站櫃檯。中間彎腰者為陳金清富。

（上乾元／提供）

這種苦學終出師的過程，現代看來幾乎不可能了。人才斷層，是陳建國認為中藥界最嚴重的問題，打從二〇〇一年起，藥店就很難再徵到員工，「做這個沒有週休，學徒薪水低，炒藥、煮藥又熱又燙，沒幾個年輕人待得住。」

時代在變，藥材或許還能買現成的，炮製過程也許能夠簡化，然而，老藥行的內蘊正在一點一滴消逝。師徒間親自指點、傳授的經驗傳承，是課本教不來的積累，也是中藥界極其珍貴，如今卻被視若無睹的傳統文化。

失傳的南師傅六神丸

雖然歷史將近一百五十年，但在上乾元蔘藥行裡，古老的器具並不多。陳建國說，在陳金清富掌管藥行的年代，店裡的太師椅等許多古董都出借給電視劇組當道具。不但沒有主動歸還，後人去索討時，電視臺又推來推去，這件事只能不了了之，無人知道那些老器具們的下落。

消失的，不僅是那些有形的器物，更令人痛惜的，還有老師傅們的一身絕學。

中藥形式多種，包含丹、膏、散、丸等等，製作藥丸時，有些太苦的藥粉例如黃蓮，經常以蜜作為黏合劑，製成「蜜丸」。但因有些人本身有糖尿病，不適合吃蜜丸，便會另外請藥行特製「水丸」。

顧名思義，「水丸」便是以清水做黏合劑，將藥粉製成的小丸。製作水丸必須先於藥匾（水丸篩）內噴上薄薄一層水，隨即撒入少量藥粉，接著雙手抓住水丸篩兩側甩動，如同搓湯圓一般，直至藥粉在滾動中成為丸形。途中必須不停加水，即使篩子愈來愈重，仍要維持力道，持續甩動藥匾，才能祛除水分，讓多餘藥粉落下，結成一顆顆結實的丸子。

水丸無法以製丸機製作，必須仰賴純手工，平均兩到三天才能完成一批。剛成形的水丸，必須先以電扇吹乾水分再送進烤箱，倘若少去吹乾水分的步驟，一進烤箱馬上就會裂開。

製作水丸是一項古老的技藝，臺灣已經沒有幾個師傅會做。對陳建國來說，做水丸是學習過程中最困難的一環。甩動藥匾的力道必須小心拿捏，否則一不

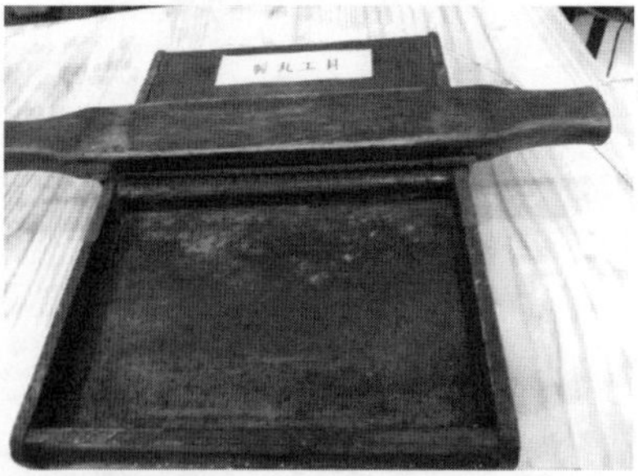

傳統製丸工具。
（上乾元／提供）

小心，整篩裡的藥丸都會飛出去；尤其加水後藥匾愈來愈重，還是得撐著維持力道，當然更不可能替手，師傅就站在面前，一對一盯著看。每每做完一輪，手臂都瘦得不得了，痛上一週也是家常便飯，有時若得拿取上方藥櫃的藥材，兩隻手根本舉不起來。

這些流傳在乾元藥行內的製藥古法，多由一位老師傅傳下。這位老師傅姓南，與陳金清富一起接手藥行，當陳金清富在外談生意，就由這位南師傅在店內管理炮製過程，可說是所有部門師傅的領導人。

由南師傅製作出來的水丸，只有一般藥丸的十分之一大小，當年稱為「六神丸」，販售時還會直接在外盒貼上南師傅的照片，彷彿是品質保證，銷量相當好。南師傅幾乎一生都獻給了乾元藥行，然而，卻沒人習得他的神乎奇技，隨著他的過世，再也沒有人製作得出幾乎與米粒一般大的六神丸，未曾親眼目睹的後人，也只能憑空想像那些不可能再現的古老技藝。

畫上神祕記號的藥單

由於法規限定，中藥行須由中醫師或有修中藥學分的藥劑師才能開藥，上乾元蔘藥行也固定有一位許姓中醫師駐診，提供民眾更專業的保健諮詢。

許醫師從一九八二年便開始在乾元藥行駐診，直到二〇一〇年，陳建國決定另創上乾元蔘藥行，也許看著陳建國從小便在藥行內忙進忙出，許醫師毅然決然轉到上乾元蔘藥行，希望助後輩一臂之力。

除了許醫師之外，上乾元蔘藥行也與多位中醫師配合。意即中醫師為患者開了藥單，患者便可拿著藥單來店內抓藥，這種合作模式，也算是藥行增加營收的一種方式。

要獲得中醫師的認同及信賴，品質最重要。陳建國說，有時依藥單抓藥後，中醫師還會私下檢查，不容許魚目混珠的情況；如果碰上中醫師開了不認識的藥，翻遍全臺灣也得找出來。而且，這些中醫師都不是陳建國主動去接洽的，大部分是老顧客們相信上乾元蔘藥行的品質，告訴中醫師，醫師確認品質無虞後，才開始與上乾元合作。

其實，藥行與中醫師合作的模式，早在陳金清富的年代便開始了。當時藥行有中醫師駐診的情況並不多，陳金清富便找來中醫師為顧客把脈、看診。到了陳鳳鎮接手的年代，有更多醫師為了提升知名度，往往會與較有名的中藥店配合。當時，甚至還有中醫師想與陳鳳鎮談回扣，意即他會開給藥行一定數量的藥單，前提是藥行必須給錢。

但這種行為對商譽是一種破壞，陳鳳鎮從沒答應過，至今陳建國當然也堅守住這個原則。

不走旁門左道，乾元藥行仍吸引好幾位優秀中醫師合作，更不乏仁心醫者。

陳建國還在店裡學習時，有一名在外配合的中醫師，閒暇時常常到店裡幫忙，讓大夥早點下班。打烊後一群人便去打保齡球、吃宵夜，假如白天抓藥遇到問題，陳建國也會藉機請教醫師，不放過任何學習的機會。

這位醫師開的藥單上，有些會做記號，只要看到有記號的藥單，藥行的人就會知道，不必向患者收錢。原來，這位醫師認為，行醫是「劫富濟貧」的工作，遇到沒錢買藥的患者，他願意自掏腰包；陳鳳鎮知道以後，很乾脆地表示，這筆錢不該由醫師付，而是由藥行自行吸收。

藥行與醫師之間的配合，除了創造更多獲利，也攜手救助了更多需要幫助的對象。這樣的情懷，當然也深植陳建國的心中，即使另起爐灶，依舊秉持著父祖輩一脈相承的良心。

另起爐灶，堅守品質

在陳建國的兒時回憶中，立冬往往是最忙碌的一天，大家來抓藥回家燉補，人龍排到屋簷下，整間店裡師傅忙著炒藥、製藥，旁邊一處還另有一排顧客等著給中醫師看診，擠得店裡水泄不通。

「現在都靠服務了，客人不可能像以前來排隊。」陳建國說，現在樣樣都要客製化，中藥也不例外。客人抓了藥不會煮，藥行就得幫忙煮好，甚至直接送到府，就為了多爭取業績。

二〇一〇年，由於跟繼任乾元藥行的兄長理念不和，陳建國乾脆自行另創「上乾元蔘藥行」。另起爐灶，本來就較為艱辛，剛開始，陳建國與太太每晚打電話通知客戶，幸好老顧客們認人不認招牌，陳建國小時候就在店內幫忙，早就是老顧客們熟悉信賴的對象。也有人特地從桃園開車過來，拿出幾十年來一疊厚厚藥單交給陳建國，就怕新址沒有自己的藥單。

尋回了部分老顧客，但世人對於中藥的需求，終究是愈來愈低了。許多客人沿著路從第一家藥行開始比價，比到午後，才甘心掏出兩百元買藥，還會質疑為什麼賣這麼貴？

看起來相差無幾的藥材，光是養成方式就大相徑庭，內行人一看就知道優劣，卻很難讓顧客了解其中差異。例如人工種植的甘草，一斤只要兩、三百元，野生的一斤卻要五、六百元；或者是水沉香，全沉的一斤要價十多萬，半沉香一斤可能只要一千元。這麼大的價差，往往會招來顧客質疑，認為藥行哄抬價錢。

面對這種情況，陳建國很無奈，「遇到這種客人，我都說你不要跟我買。我的價格，你不會滿意，我連送都不要送。」

受價格吸引上門的顧客，總有一天也會因價格而離開。寧可做不成這筆生意，也要守住底限，這也是傳統中藥人的堅持。

別人不在乎的傳統，是我們的童年記憶

為了因應時代潮流，身負百年老店傳統的上乾元蔘藥行，也開始運用專業開展新業務。例如推出「木耳露」與獨門研發的「四神苦瓜」，在夏日淡季吸引不同客

群。只是終究得看天吃飯，若碰上天災，苦瓜收成欠佳、價格飆漲，利潤仍然很低。但新品項已漸漸做出口碑，再苦還是得做。

此外，上乾元蔘藥行積極配合「大稻埕故事工作坊」舉辦的各式活動，遊客參加老街巡禮時，便可品嘗到美味藥膳；陳建國也不遺餘力推廣中藥文化，受邀四處講授中藥相關知識，也教大家如何用一張紙就能包起成堆藥材，反應相當熱烈，還有許多學員帶紙回家練習包。

另一方面，也與學校合作，舉辦實驗營，教小朋友抓藥、包藥，讓他們體驗古早的中藥文化。其實，陳建國自己也有個國中生兒子。兒子曾問他，開藥行賺得到錢嗎？「我說沒有。他就說，這沒前途的行業不要叫我去做。」陳建國露出一絲苦笑，恐怕是也不明白為什麼，昔日引以為傲的專業，竟成了「沒前途」的行業。

現在許多中藥行力拚轉型，一方面推出新品項，一方面也多與文創單位配合，積極推廣中藥文化。就實際上來說，的確都有助於提升知名度，爭取生存空間。然而，從另一個角度來看，若不是深受此文化薰陶，又怎麼會如此盡力傳承？關於陳建國最憂慮的人才斷層問題，實際上象徵的是延續了千百年的傳統文化恐將就此斷送，而他們如此堅持，只是希望能夠阻止來時路走向灰飛煙滅的命運。

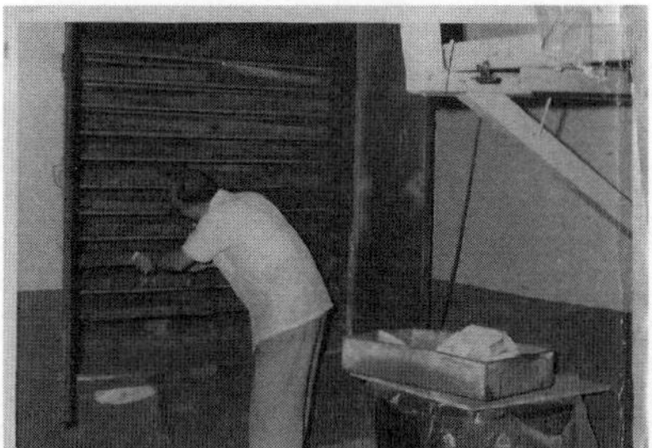

舊時代的門，關上時須將木板一片一片裝上。
（上乾元／提供）

上乾元蔘藥行歷史年表一覽

一八七五年—張清河創辦「乾元藥行」

一九一七年—陳茂通接任乾元藥行

一九三〇年—陳金清富創立「春元行」

一九三六年—陳茂通過世，股東朱樹勳、盧阿山等人繼任經營

一九六〇年—陳金清富接掌乾元藥行

一九九二年—陳金清富兒子陳鳳揚接手春元行

一九九四年—陳金清富兒子陳鳳鎮接手乾元藥行

一九九八年—陳鳳鎮過世

二〇一〇年—陳鳳鎮三兒子陳建國創「上乾元蔘藥行」

上乾元蔘藥行

地址：台北市大同區迪化街一段 42 號

營業時間：星期一至六：09:00－20:00

星期日公休

粉絲專頁：

竹塹烏衣鴻安堂，
開創老店新格局

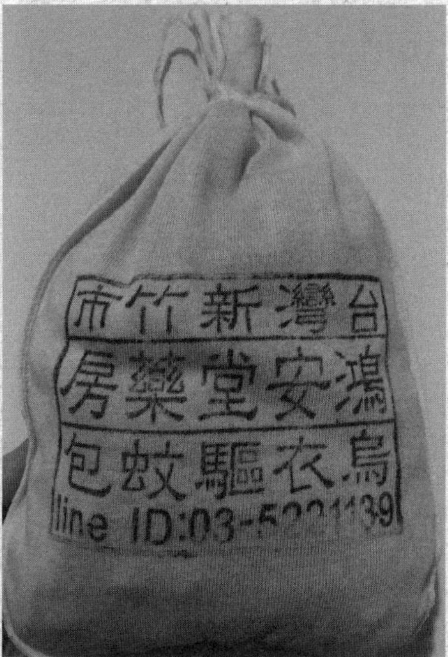

烏衣驅蚊包。

（松鼠文化／攝影）

烏衣十全雞湯：當歸、熟地、川芎、白芍、黨參、炙甘草、茯苓、黃耆、桂枝、白朮，隨著湯水漸滾，經過酒洗的當歸沸出甘芳香氣。一鍋烏色補湯，性溫補身，百年古方不增不減，十味藥材十全十美，在冬日裡暖和了顧客冰冷的手腳，也在歷史的創傷中，安慰了世人的身不由己。

「請問鴻仙在嗎？」

門外白髮老翁探著頭向內問，只見兩個年輕人在百子櫃前左右穿梭，還有位近百歲的老奶奶，正專注地剪著手中片片晒乾後的紫蘇。

「那是我曾祖父，已經不在囉。」年輕人微笑著回應老翁。

竹塹老城，早期是臺灣與福建泉州、漳州交易來往的主要據點，特別是新竹舊港附近，在十九世紀以來更是繁榮興盛，在臺北尚未成為行政與都市中心之前，這裡一直都是北臺灣最熱鬧之處。

距港口不遠的北門街，在以前更被稱為「大街」、「百貨街」。當時從舊港來的貨物幾乎都轉運自此處販賣，南北行貨、鍋碗瓢盆、布匹花飾等叫賣聲不絕於耳，當然各式珍奇的中藥材也在此集散買賣。

鴻安堂就在此老城大街上扎下藥根，從門前小販的吆喝交雜到現在只聞車聲來去，走過近百年的光陰，望著眼前大街的興衰起落，唯一不變的是還顧念此地老幼的心，伴著他們跨過歷史的風雨，至今仍屹立於此。

而耆老口中的「鴻仙」，就是鴻安堂的創始者謝森鴻先生，因為捨己為人的醫者情懷，還被許多求診者惦念至今。傳繼者無不兢兢業業的守著這份「烏衣」精神，但這一切或許可從那年漫天的炸彈雨說起。

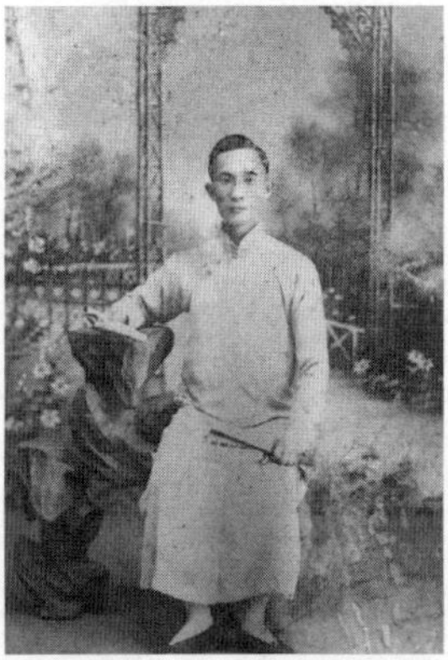

鴻安堂創辦人謝森鴻。
（鴻安堂／提供）

王謝堂前的烏衣醫者

你若走進古意盎然的北門街，可以看到鴻安堂至今維持著巴洛克式建築，斑駁褪色的店名，散發著濃濃的時光氣味。走進長屋穿過前店，陽光灑落的天井後便是二進的正廳，列奉著謝家祖宗與神明，創始者謝森鴻的照片也高掛牆上。

斑駁的祠堂木門板上，刷上一長方紅漆，紅漆中金字題了「烏衣衍派」四個字。「烏衣」典故出自唐朝詩人劉禹錫〈烏衣巷〉一詩：「朱雀橋邊野草花，烏衣巷口夕陽斜。舊時王謝堂前燕，飛入尋常百姓家。」此詩說的是原本王謝這等高門士族，在歲月的淘洗之下，也成了常人，不復榮景，但鴻安堂是用「烏衣」來提醒自己，仍要具有那時謝姓高門的驕傲與堅持。

詩中的「王謝」，指的是晉代大將王導及謝安的家門。第四代傳人，也是現在鴻安堂的經營者謝傑然、謝坤育兩兄弟說，謝家是謝安的後代，這不僅是一路相承的姓氏，也是他們的信仰。但有別於謝安為將鎮守重地，守護百姓，鴻安堂選擇以中藥照顧許多地方人民，工作圍裙也繡上「烏衣衍派」四字，時時刻刻讓自己銘記不忘。

謝森鴻的父親原本在新竹樹林頭一帶開設私塾，傳遞知識於地方。從小飽讀詩書的謝森鴻跟父親一樣，都取得了中醫師資格，在靠近舊港的樹林頭開設了「森茂藥行」，直到一九二〇年才遷到現址，開啟了鴻安堂的歲月。

不僅是中醫師，同時也是一名詩人的謝森鴻，曾隨著新竹的鄭家珍舉人讀書學習，並在新竹市境福宮教授漢文。除了懸壺濟世，也活躍於文壇，甚至創立「臺灣心聲報社」、籌辦《心聲》雜誌，以及舉辦大大小小的詩詞比賽。

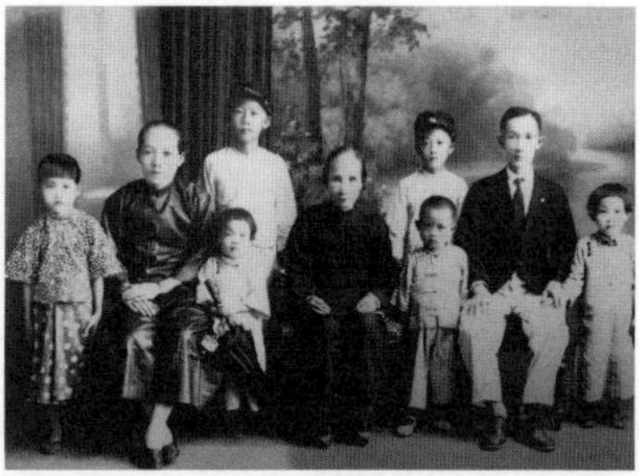

謝家合照（左三為謝麟驥，右二為謝森鴻）。

（鴻安堂／提供）

當時的北門街，是新竹最熱鬧的地方，鴻安堂所在位置，恰好就在歷史悠久的外媽祖廟長和宮對面。過去臺灣衛生環境不好，民眾常發生「皮蛇」，這是一種帶狀皰疹，而鴻安堂專治皮蛇的藥特別見效，深受鄰里信賴。加上謝森鴻富有文采，當年有許多人特地從白地搭公車來此，請謝森鴻為新生兒取名。

謝森鴻醫術高明，求診病患絡繹不絕，每天店裡擠滿人潮，十分熱鬧，甚至也有許多外縣市的人慕名而來。當時謝森鴻救活了不少人，被新竹地區居民尊稱為「鴻仙」，意指他能讓患者起死回生，如同神仙一般厲害。

擁有如神仙般的醫術，謝森鴻卻始終留守塵世救助眾生，面對史無前例的火光浩劫，依舊心繫患者安危。

不易輕拔的杏林本懷——二戰時的鴻仙之名

二次大戰後期，美軍轟炸臺灣，新竹飛行基地成為主要目標之一，甚至謝家還為此在地下鑿了防空洞。風聲一出，北門街的大戶人家，幾乎都帶著家當逃難去了，不得不留下來的，大多是貧苦百姓。明明有能力走避災禍，謝森鴻卻不肯離開，只因當年的中藥行幾乎等同於醫院的存在，在此存亡之秋，他更不能只顧個人利益遠走。

天空不定時傳來轟炸機的巨大引擎聲、尖銳刺耳的空襲警報讓新竹居民人心惶惶，空襲期間陸續傳出傷亡，緊張的局勢沒有搖動謝森鴻堅守藥行的決心，他全力救護病患，僅收取微薄的醫療費用，賒帳者亦不在少數。

鴻仙美名，早已超脫了醫術，更令鄰里感佩的，是他救苦救難的慈悲心腸。最後，居然也是為了救人，結束了他仁心義骨的一生。

過去交通工具不發達，家有小兒患病不便出門，便得勞煩醫師外出看診。六十六歲那年，謝森鴻步行三十公里到南寮為孩子看診，不料感染風寒，小兒痊癒，自己卻挺不過這一關。

如今新竹早已恢復了寧靜，信徒進出長和宮，汽機車來往街道，空襲的歷史已經逐漸被淡忘，但醫者一片仁心卻長存人心。

目前鴻安堂已由第四代傳人謝傑然、謝坤育兩兄弟接手經營，但「鴻仙」美名未曾隨時間流逝，偶爾仍有鶴髮童顏的鄰里前來拉開門，探問鴻仙的下落，也像是喚回那段艱苦又難忘的歷史。

打烊後的藥店深夜，文青夫妻的鬥嘴時光

採訪途中，一位滿頭白髮的老奶奶從二樓緩步走了下來，拿起一大把紫蘇葉，專心的切著。聽見我們聊著藥店往事，一旁的她也笑咪咪的加入話題。

這位老奶奶名為謝林新美，是鴻安堂第二代傳人謝麟驥的妻子，也是謝傑然兄弟的祖母。即使已高齡九十六歲，仍每天下樓協助切藥、進貨等大小店務。

謝麟驥年輕時考取早稻田工業學校，赴日進修畢業後便留在當地工作，直到日本戰敗，他才返回臺灣繼承家業。跟在父親謝森鴻身邊學習中藥知識，謝麟驥耳濡目染下，也對漢詩產生了濃厚的興趣，閑暇時也致力於寫作，詩作散見於《臺灣藝術》等刊物。

書香家風一脈相傳，父子兩代能醫能文，只要一提起鴻安堂，當地幾乎沒有人

不知道這個醫師人文世家。

二十四歲的謝林新美甫嫁進謝家，便跟著丈夫謝麟驥學習藥材知識及製藥。由於店內生意很好，謝森鴻還請了四、五位工人，謝林新美除了協助店內洗藥、製藥、切藥等大小事宜，還要扛起為一大家子煮飯的責任。

直到謝森鴻過世，四十二歲的謝麟驥正式接掌鴻安堂，那時，謝林新美也已嫁進謝家十五年。

鴻安堂生意興旺，遠近馳名，總有些員工來學功夫，學完便走不久留。謝麟驥乾脆辭退員工，與謝林新美兩人處理大小店務。

藥行生意好，常常要開到很晚才打烊，但兩夫妻的忙碌還沒結束。已近深夜，眼見截稿日已近，醉心漢詩寫作的謝麟驥振筆疾書，一旁的謝林新美忙著切藥、洗藥，看著丈夫如此，心裡很不痛快，便說：「你沒看到我在忙，藥材幫忙攤平晾一晾啊！」

但急著栽回文學世界的謝麟驥，時常草草了事，總是讓謝林新美很光火。說起這段往事，謝林新美雖語帶嗔怒，但一張富泰圓臉仍笑意盈盈。其實，說他們倆是文青夫妻也不為過，不只謝麟驥熱衷漢詩，謝林新美也十分喜愛看日本小說，看得眼睛發疼也捨不得放下。

即使已滿頭霜雪，憶起這些往事時，謝林新美的眼中仍閃爍著光芒，語氣也帶著少女般的歡快。時間彷彿可以淘盡所有辛勞，留下的都是美好。

捨身救人，仁心代代相傳

二十多年前，藥行隔壁發生一場大火，雖無造成嚴重損失，但經過評估後，鴻安堂不得不加裝鋼皮鐵骨，以避免再度受到波及。從極力維護老建築的謝家兄弟言談之中，不難發現他們的痛惜與無奈。

幸好，祝融之災雖波及外觀，卻無損傷鴻安堂的精神。藥行裡的藥櫃、木製家具、器具、自開店初期便保留下來的藥單等等，仍安然無恙靜靜佇立藥行內，伴隨著謝家代代相傳。

童年時期的謝家兄弟，從小就在藥香中長大。看著祖父坐鎮藥行抓藥配藥，常常溜到隔壁找同伴玩，不過閑暇時也得幫忙製藥。

鴻安堂有一口又大又重的老石臼，是製作藥丸不可或缺的器具。有些藥材磨成粉後，必須與蜜拌勻後放入石臼，像搗麻糬一般的用力捶打。謝家兄弟小時候就經常被指派這項體力活，搗藥不能馬虎，得讓藥粉與蜜充分融合，才好製成藥丸。

藥行肩負起謝家生計，成為家族開枝散葉的根據地，一家老小齊心總動員，讓鴻安堂走過悠遠年歲，堅守鴻仙留下的美名。

待第三代傳人謝偉業接手之時，即使父祖已逝，鴻安堂仍牽繫著謝家與地方的因緣。時常有人拿著藥單來抓藥，謝偉業仔細一瞧才赫然發現：「這是我阿公的筆跡啊！」龍飛鳳舞的筆跡記錄著為不同症狀調配的藥單，一張張泛黃的紙竟被許多患者悉心保留，百姓對醫者仁心的信任不言而喻。

一九九五年開始實施全民健保，傳統水藥不在給付範圍，加上各項法規的改變，中藥界從前的繁盛榮景迅速萎縮。謝偉業扛起父祖輩打拚出來的名聲，堅守藥材品質，絕不魚目混珠，仍深受鄰里信賴，成為附近地區碩果僅存的中藥行。

元氣全身恢復後，誰將功德記神農

十全嘗罷又參茸，壯腎扶陽不怕冬。
元氣全身恢復後，誰將功德記神農。
買來珍藥味方濃，氣血調和散鬱胸。
我自八珍常服後，年來已不怕嚴冬。

這是謝麟驥所作之詩，十全及八珍都是常見藥帖，顧名思義，十全即是入了十種藥材，八珍則是由八種藥材組成。從這首詩中，可以看出謝麟驥以自身經驗，寫出中藥適用不同節氣，進而對身體產生的益處。

按照節氣補身的觀念，其實也深植大眾心裡，謝傑然回憶說，過去補冬時節，藥行一天賣出數百帖補藥都不是問題。然而，這在過去唾手可得的榮景，如今卻寥寥可數。

鴻安堂的櫃檯是一大塊沉篤陳木，上頭開了個小孔，方便收帳後直接丟入孔中。被問到小時候會來偷拿零用錢嗎？謝傑然撫著櫃檯笑著說，這個「錢櫃」可是「兵家重地」，以前可不能隨便靠近。

謝傑然、謝坤育可能沒想過，從前的「兵家重地」，如今竟成了每天長時間依傍的工作崗位。

畢業後各自從事其他行業的兄弟倆，本來沒有繼承家業的打算，實在是對於藥行情感太深，「就這麼結束了，很可惜。」謝傑然說。於是兩兄弟商量好，毅然決然辭去工作，一起回家攜手延續鴻安堂的生命。

老店仍在，物事已非，許多情況不復當年，就像現已被禁用的「硃砂」，過去可是常見的藥材。

從前嬰兒出生斷臍之時，可以硃砂入藥止血，此外，硃砂也能作為藥引之用。然而，由於硃砂含重金屬「汞」，需經過手續繁瑣的「水飛法」，才能除去汞的毒性。

水飛法，指的是將不溶於水的礦物藥反覆研磨，利用粗細粉末在水中懸浮性的差異，分離出極細膩粉末的炮製方法。須先將硃砂搗碎，加入多量水迅速攪拌，當粗粉下沉，硃砂內的水銀會浮於水面，此時將混懸粉末的水倒掉；將下沉粗粒晾晒數日研磨得更細，接著加水攪拌浸泡，再將表面水倒掉。

如此重複作業，至少需要二十次以上，才能夠祛除硃砂毒性。有些更傳統的作法，整個水飛過程甚至需要四百至五百天，一公斤的硃砂經炮製後只剩五分之一的重量，十分繁瑣，也不敷成本。

「中藥沒落，藥商自己也有責任。」也許是因為曾在其他領域工作，面對中藥界的困境，謝坤育提出客觀看法。他以水飛法為例，說明近年現成藥材取得容易，愈來愈多業者便不再耗費心力親自炮製藥材。雖然節省了許多成本，卻造成藥材品質參差不齊，讓民眾逐漸失去信心。

傳統並不是一味故步自封，而是有所堅持，即使現在積極開發新產品，謝家兄弟在某些地方卻始終不肯讓步。謝傑然拿出四神藥包舉例說，四神之所以稱為四神，乃因有茯苓、蓮子、淮山、芡實四味藥，但有的店家為了節省成本，可能會抽換其中一、兩味藥；或者是為了增添口感，加入其他藥材。但鴻安堂一路走來，不曾改動傳統藥方的配藥方式，十全、八珍、四神，該有幾味藥就是幾味藥，不增不減，保留最原始的樣貌。

年輕兄弟聯手，開創老店新格局

面對臺灣中藥行近年來的困境，謝家兄弟積極補充自身的藥材知識，盡力將古方轉為食補的藥湯，讓家族中的驗方能繼續看顧人們的健康。例如自製加了花椒調味的剁皮辣椒，運用花椒利水的特性，讓剁皮辣椒吃來有另一種滋味及益處。

另外，也將祖父傳下來的防蚊驅蟲良方，做成「烏衣驅蚊包」，讓大家也能體會祖父夜晚寫詩的時候，是如何不被蚊蟲叮咬的祕訣，更增加讓民眾參與的DIY製作課程，用自身去體會中藥的奧祕與歷史。

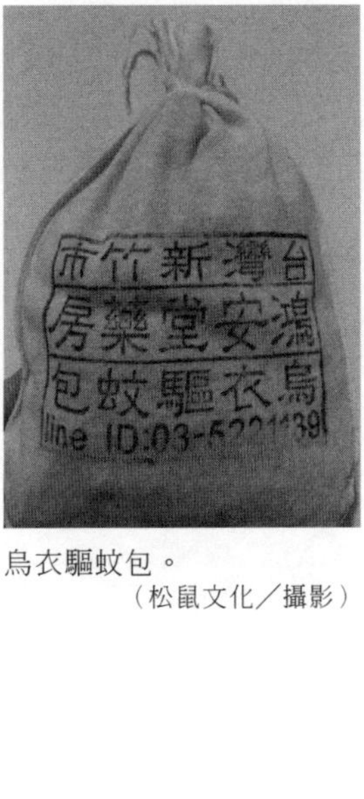

烏衣驅蚊包。（松鼠文化／攝影）

鴻安堂轉型的過程中，兄弟倆觀察到現代人追求省時，便研發出各種口味的中藥茶包，包括明菊茶、玫瑰茶、纖楂茶、杜仲黑豆茶等。為了強化中藥特色，還特地以手工將茶包製成像一帖藥包的概念。即使時常缺貨、無法大量製作，兄弟倆仍堅持手作，希望顧客品嚐茶包時能感受到百年藥行的溫度。

潮流銳不可擋，鴻安堂也嘗試加入文創設計的思維，對於產品包裝、行銷市場進行研究與探索。近年還與見域工作室、周益記還有新竹市政府等多方合作，推廣新竹古城文化，以及配合隨之而來的深度旅行，提出體驗課程，試圖延續鴻安堂知識與藥方並重的獨特氣味，讓鴻仙美名繼續飄散在竹塹的北門大街上。

家族四代，百年歷史的唯一見證

尋訪當天，鴻安堂正在研發酸梅湯，謝家兄弟試喝之後，免不了一陣抬槓，一個認為酸一點好，一個認為可以再加點糖，當然也不忘與奶奶謝林新美開開玩笑，整家店吱吱喳喳，為老店注入一股活力。

被兒孫圍繞的謝林新美，好氣又好笑的回應孫子的親暱問候，雙手沒閒著，依然不斷切著紫蘇。她一頭光亮柔細的白髮，皮膚找不到一處老人斑，完全看不出年紀。

即使兒孫皆已搬出老屋，高齡九十六歲的她仍堅持住在原處，店面打烊後，便回到二樓住所，獨自守著這間房。

剛嫁進來的生活情景彷彿歷歷在目，一晃眼居然已過七十年。謝林新美從謝森鴻手上接過藥房，陪著丈夫奮鬥，再將責任交付兒孫。家族開枝散葉，她一人活過了四代，見過中藥行潮起潮落，也跟著這間老店共生共榮，高壽硬朗的身體承載了藥行百年的記憶，而她開朗健康的模樣，毋寧就是鴻安堂的縮影。

鴻安堂五代傳人一覽

第一代：謝森鴻
第二代：謝麟驥／謝林新美
第三代：謝偉業／謝偉民／謝偉國
第四代：謝傑然／謝坤育
第五代：謝秉圻／謝采臻／謝沁妤

鴻安堂藥房

地址：新竹市北門街 160 號

營業時間：星期一、二、四、五：09:00—20:00

星期三：09:00—20:30

星期六：09:00—19:00

星期日公休

粉絲專頁：

從山間到水邊，神尊相助德興堂中藥房

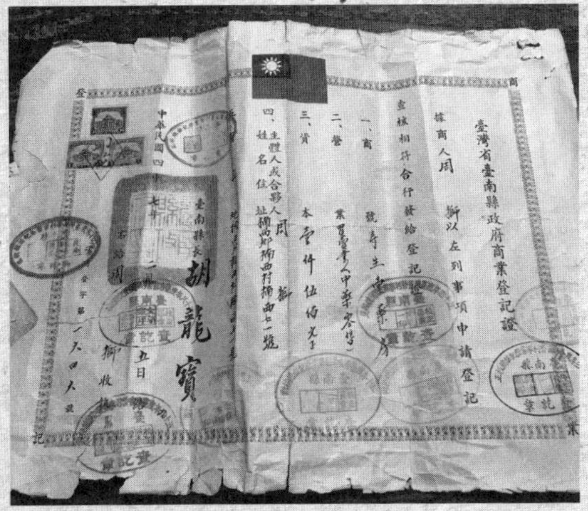

臺灣省臺南縣政府商業登記證

據商人周　以左列事項申請登記

查核相符合行發給登記

一、商　號

二、營　業

三、資　本

四、主體人或合夥人姓名住址

臺南縣長　胡龍寶

中華民國四十七年

一九五八年商業登記證。

（德興堂／提供）

補骨湯：以木瓜、六汗、杜仲、枸杞、鹿茸、當歸等藥材燉出的補骨湯，性溫味醇，微辛略帶苦甜味，是當地居民月子期間必備的一帖藥湯，能為耗損大量元氣的產婦補充體力。在月子中心興盛之前，這帖由神明指派、藥店改良而成的藥方，不僅補身，也為虔誠信仰的居民安定了心神。

茄萣，是高雄市的一個行政區，與臺南市僅隔著一條二仁溪，全區由北而南分為白沙崙、頂茄萣、下茄萣、崎漏四大聚落。全區緊鄰海洋與潟湖內海，由潟湖與築而起的興達港更是重要漁港，外海即是絕佳漁場，居民多仰賴近海捕魚及內海養殖為生，被稱為「海的子民」。

如今，由於捕撈技術的進步，導致沿岸海域及內海水域嚴重汙染，加上海洋魚源日益匱乏，傳統漁業及內海養殖產業逐漸式微。

適百年歷史的「德興堂」便座落在崎漏，隱身於民宅之間，依傍著崎漏的中心廟宇「正順廟」，見證了近海漁業的繁盛與衰微，看遍這個小鎮的美麗與哀愁。

德興堂的前身：壽生堂

那是個炎熱午後，車子駛過好長一段海岸線，方才抵達茄萣的最末端——崎漏。

透天厝林立的崎漏，蔚藍天空一覽無遺，整座小鎮像是陷入安詳的午寐，靜謐得讓人不自覺放低音量。德興堂的店主周甲三與妻子顏麗雪，仍敞開著門，等候顧客光臨。

起初，德興堂並不叫做德興堂，也不在崎漏。德興堂原名「壽生堂」，第一代創始人——周獅，出生於台南柳營農家，深知務農只能求溫飽，自小便到中藥行當「囡仔工」，一邊勤勉自學中藥醫術。直到二十餘歲，於一九一七年在臺南楠西創立壽生堂。

楠西四面環山，當時居民多以農作為生，瘦弱肩膀憑著一根扁擔挑起兩大簍水果、作物，徒步走過長長的山路，才換得微薄的利潤，生活困苦且交通不便。連飯都吃不飽，附近當然也沒有醫生，更別說是中藥行，居民若有身苦病痛，連抓藥都無處去。

出身寒微的周獅，對於弱勢格外有同理心，看見偏遠山區醫療資源不豐，便決定在楠西開設第一間中藥行，照顧偏鄉居民。

周獅專精喉科、皮膚科及小兒科，往昔營養不足，孩子長不大，俗稱「不成囡仔」，便時常帶來給周獅診治，抓藥開脾胃。據傳只要以他調配的藥粉燉雞肝，必能讓小兒抽高長肉。

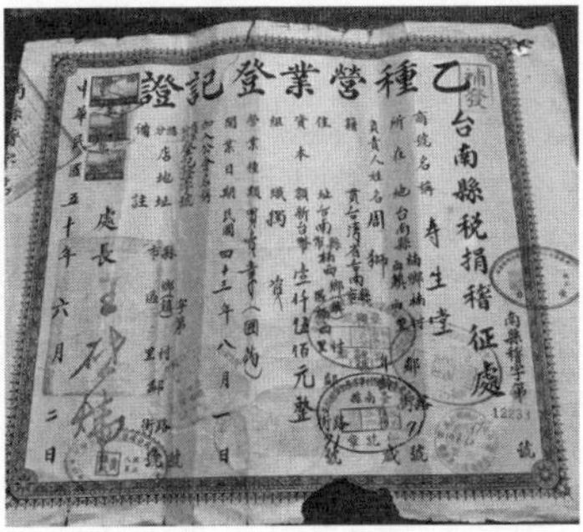

乙種營業登記證
台南縣稅捐稽征處
商號名稱 壽生堂
負責人姓名 周獅
資本額 新台幣壹仟伍佰元整
開業日期 民國四十三年八月一日
處長
中華民國五十年六月二日

一九六一年乙種營業登記證。
（德興堂／提供）

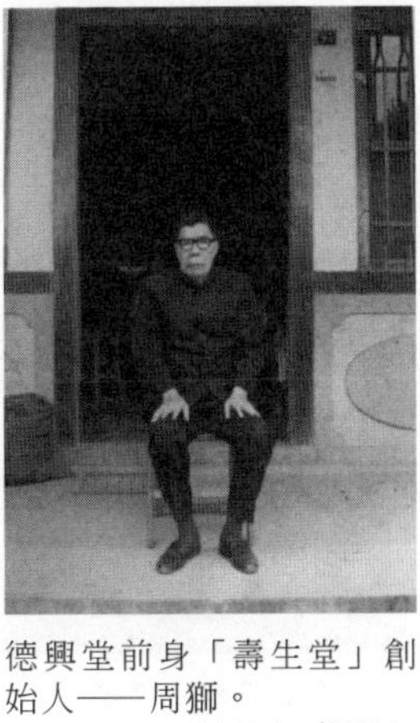

德興堂前身「壽生堂」創始人——周獅。
（德興堂／提供）

當年醫療資源匱乏，中藥行就等同於醫院的存在，加上周獅樂善好施、醫術過人，成為楠西居民崇敬的人物。有時還有顧客請轎子到壽生堂門口，只為接送周獅出診。

仁醫聲名遠播，不只是深受附近居民信賴，當時還有許多人從花蓮、基隆、臺東坐車到臺南玉井，再步行或借腳踏車爬上貧瘠山路來到壽生堂求診，整個過程得耗掉三天三夜。

當時壽生堂為三合院建築，每逢有病患不便一日往返，或者大雨導致曾文溪暴漲，交通中斷，周獅便提供住宿；此外，當時人人三餐幾乎都是吃地瓜粥配醃漬品，周獅體貼借住患者需多補充營養，竟又額外供應白米飯及肉、魚。

仁心看診，而又慷慨免費提供病患吃住，壽生堂的名聲，讓許多人不辭遠道而來，幾乎每日都將壽生堂擠得水泄不通、門庭若市，成為楠西最熱鬧的一角。

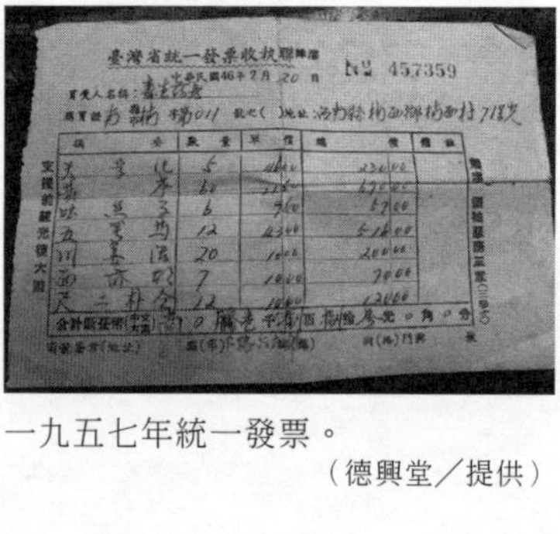
臺灣省統一發票收執聯
No 457359

一九五七年統一發票。
（德興堂／提供）

走上參政之路的醫者

楠西山區農民一年一收，光是吃穿都捉襟見肘。周獅為了照顧在地居民，特意買了一些牛隻，讓農民帶回家養，在農作之外還多了些其餘收入，種種舉措，都只為了改善居民生計。

臺灣光復之後，濟世救人、造福桑梓的周獅榮任光復初期的臺南縣參議員，當選臺南縣第一、二屆縣議員，他雙手把脈開藥救人，一邊運用商業頭腦，向農民收購土豆、辣椒等山產，集結一定數量後輸出至工廠，代銷買賣到大小公司行號，搜索枯腸為農民尋找新出路。

周獅高齡六十三歲才得么子，因一甲子為六十年，故名「周甲三」。當時周家經濟狀況大幅改善，周甲三更是家中傭人們口中

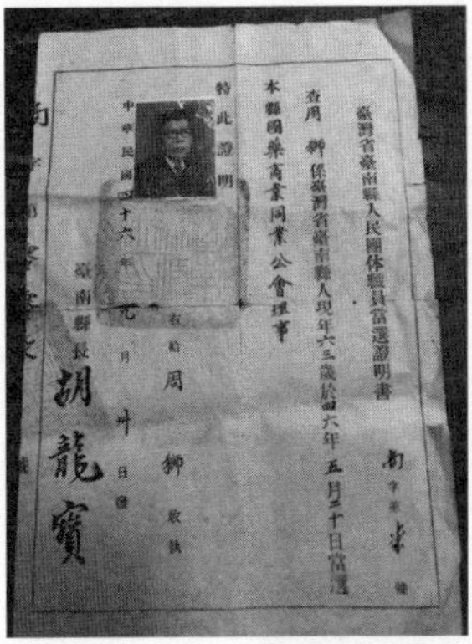

臺灣省臺南縣人民團体職員當選證明書

查周獅係臺灣省臺南縣人現年六三歲於四六年五月三十日當選

本縣國藥商業同業公會理事

特此證明

右給周獅收執

臺南縣長 胡龍寶

中華民國四十六年九月廿日發

一九五七年，周獅的國藥商業同業公會理事當選證書。（德興堂／提供）

的「三哥」、「少爺」，在那個未必人人買得起鞋穿的年代，一雙皮鞋對周甲三而言，是理所當然的必備品；布丁、養樂多這類奢侈品，於他只是家常便飯，甚至連家裡養的雞，吃的都是一顆顆白米。

即使生活環境優渥，但周獅為人嚴格，時常對孩子耳提面命，無論工作、做事都必須將良心、道德擺在第一，一件事才能做得長久，路途也能更寬廣。周甲三自小便必須幫忙洗藥、晒藥等工作，時常上學前先將藥材泡水，放學後再拿鐵鎚一一敲扁，成為他童年最日常的記憶。

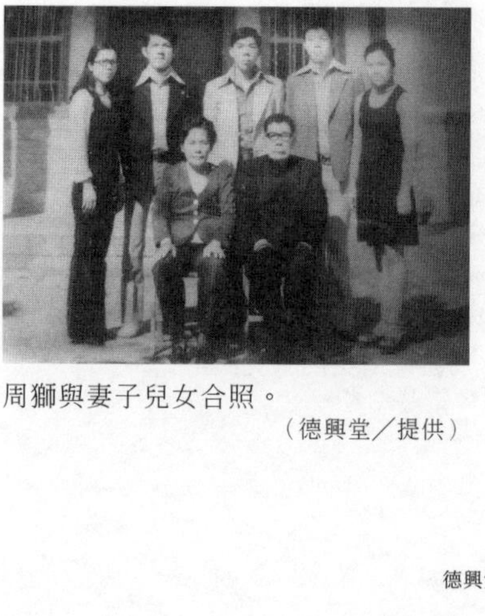

周獅與妻子兒女合照。

（德興堂／提供）

壽生堂名氣遠播，周獅時常得看診至深夜才得休息。曾有一晚，已打烊的藥房傳來急促敲門聲，原來是一名母親背著小兒來求診，周獅一見，便慎重告知此為急症，需即刻轉至醫院急診，但該母親未聽勸告，隔日便傳來小兒過世的消息。

這件事給周甲三留下深刻印象，加上他自小看見父親每日都得忙到三更半夜，藥店人生沒日沒夜，讓周甲三心生抗拒，從未想過接手藥店，對於藥理醫術自然也無深入了解。

當時還是眾人捧在手心裡呵護的小少爺周甲三，哪裡會知道命運瞬息萬變，離巢之後才明白，立業之難，難過上青天。人生兜兜轉轉，他竟走回幼時最排斥的藥店，重新拾起刀剪，埋首於滿室藥材，讓壽生堂延續了新生命。

落難少爺背後，由一雙堅強的手支撐著

採訪時六十三歲的周甲三，身材高大，一張長臉，與父親周獅根本是一個模子刻出來的模樣。他皮膚細白，說話不疾不徐，頗有富家出身的氣派；而他的妻子顏麗雪說話速度飛快，手腳俐落，那是曾自艱苦中求生存的痕跡，也是日積月累的幹練。

顏麗雪跟著周甲三數十年，對中藥有濃厚興趣，丈夫精通藥理，而她對人觀

察入微，親自嘗試每帖藥湯再加以改良。她不僅是賢內助，也在周家命運的處處轉彎，扮演著重要角色。

年輕的周甲三退伍後，為了養家活口，到處吃人頭路卻諸事不順。當時父親周獅已逝，壽生堂由母親接管，然而母親不懂把脈，僅能配藥、抓藥，生意不復如前。為了生活，昔日富家少爺也得拉下臉來，在街上拋頭露臉賣春聯，到頭來，周甲三終於興起補習考中醫師的念頭。

在補習班，周甲三與一名老師結下不解之緣。因故離開補習班的周甲三，又開始陷入工作不順的迴圈，顏麗雪見他灰心喪志，建議他不如去找老師聊聊。

聊起近況，老師才知周甲三過得很不如意，便鼓勵他回家接藥行。「我對藥不太懂，想接也沒人教。」周甲三聲聲無奈，父親已逝，中藥界又不輕

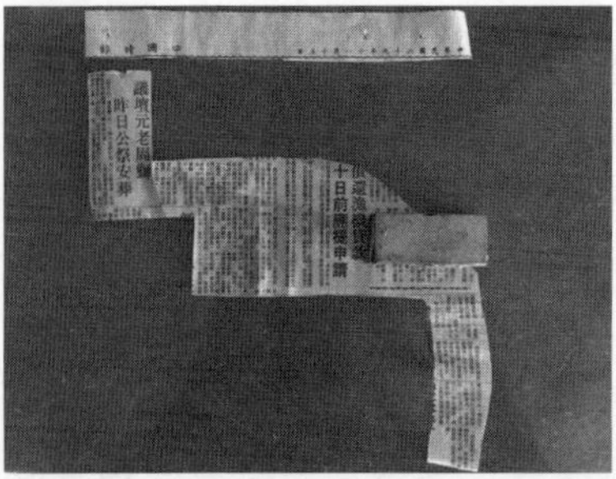

一九八〇年創始人周獅逝世，中國時報報導剪報。

（德興堂／提供）

易外傳技藝，幼時最熟悉的藥店，如今竟不得其門而入。

老師思忖一陣，決定將周甲三介紹給一位開中藥行的朋友。這件事，澈底改寫了周甲三的命運。

老師傳破例「牽師仔」，親授絕學栽培徒兒

這位在茄萣開中藥行的朋友，名為劉勇。

一間藥店的命脈，在於多年累積的臨床經驗所得出的獨門祕方，既為祕方，僅有血緣之親才得以見識，許多人連女兒都不願傳授，傳子不傳賢，一向是中藥界的潛規則。

劉勇與周甲三素昧平生，更遑論有血緣關係。能讓師傅願意「牽師仔」（帶徒弟），不僅要看徒兒資質，「有沒有緣分」才是牽起師徒關係的關鍵。

當年周甲三已二十六歲，劉勇見他，單刀直入問道：「學功夫沒錢賺，你已結

婚，家中經濟該怎麼辦？」

為了支持丈夫，顏麗雪除了照顧孩子，還得當女工做加工賺錢，撐起一家生計，嫁一個尪，好像在栽培一個大學生。劉勇過去不知已拒絕多少上門求教的人，如今看著這對年輕夫妻，竟點頭答應，正式成為周甲三的師傅。

從此，周甲三便到茄萣劉勇店內學習。茄萣居民性格較排外，初見周甲三，信任感還不足，劉勇便刻意安排周甲三站櫃檯，逢人便說：「他的店比我還大間，現在出來只是想多瞭解。」用心良苦，就是為了讓當地人盡快接受周甲三。

「記得，一個男人若走進來要補身體，就從六味下去加藥，以滋陰補腎為基礎進行調整；女性則重補血補氣，當從四物再行增減。患者身苦病痛，做醫生最重要是幫他們建立信心。」這是老師傅劉勇交代的第一件事，他從未藏私，將所有絕學都傳授下去，周甲三每日晚間十點多才進家門，他拚命學，師傅拚命教。

深知徒弟有經濟壓力，劉勇加速教學腳步，周甲三對藥材並不陌生，不到兩年，便牽成了師仔。

一九八四年，周甲三回到楠西接手壽生堂，然而，過去榮景已不復見。當地生活水準不佳，加上周甲三的大哥周五六活躍於政壇，支持周五六對立派系的居民，便不願到壽生堂抓藥，藥店生意僅能餬口，財務相當吃緊。

劉勇得知這個狀況，時常要周甲三離開，但周甲三生性保守，不敢妄離家鄉，就這樣苦撐四年。末了，劉勇看見自己親手牽成的徒弟如此窘迫，直接嗆明：「我牽一個師仔，你在那四年生意做不起來，讓我很沒面子。現在給你兩條路選，一是離開楠西；一是留在楠西，但你不必再來見我，也別說我是你師傅。」

深知海口附近做生意容易，劉勇鼓吹周甲三離開山區，將藥行遷至茄萣。周甲三不是聽不進勸，而是不願成個搶師傅生意的背義徒兒。豈料，劉勇只對他說：「如果你來茄萣將我打倒，我這個作師傅的會很歡喜。」

由於劉勇的藥店位於頂茄萣，周甲三便決定選定崎漏，成為藥房東山再起之地。

從山間到水邊，德興堂的遷徙之路

德興堂有一味遠近馳名的「補骨湯」，說起來，可稱得上是藥店與神明「共同研發」的藥湯。

顏麗雪說，附近居民任何大小事都會請示神明，甚至連坐月子都會祈求神明指派藥單，這味「補骨湯」即是神尊賜給產婦補身的藥湯。當時，正逢顏麗雪生下么子，她親身嘗過之後，又融合幾味藥進去，成為附近產婦坐月子期間最仰賴的一帖補湯。

向神明祈求藥方，在現代聽來不可思議，然而，細究地理環境及產業結構，便可理解箇中緣由。

海雖是漁民的寶庫，但大海的瞬息萬變，無時無刻牽動著靠海吃飯漁民的生計與生命。一旦出海，便隨時面對海的喜怒無常，無非是一次次出生入死的交易。也因為如此，宗教信仰成為沿海居民生活的重要心靈支柱，更是指引方向的一座燈塔。

準備在此落地生根的周甲三，冥冥之中，彷彿也受到諸多神助。

預定遷址到崎漏，周甲三連跑八趟想一探市況，卻遲遲下不了決定。當地一位居民直接了當告訴他們，不必猶豫，有任何疑問到鄰近的「正順廟」擲筊，是好是壞立刻見分曉。

供奉大使爺公的正順廟香火鼎盛，崎漏居民若有迷惘之時，便會來此擲筊。周甲三來到大使爺公面前，一連擲出三個聖筊；自家供奉的保生大帝也指示時間已到，該出去一闖，賜予新店號，並特別交代周甲三需用心鑽研心臟科與高血壓。

一九九〇年，壽生堂正式更名為德興堂，並從楠西山區遷至臨海崎漏。

剛搬到崎漏的那一夜，大小雜物、藥材都還沒拆箱，悉數疊在櫃上。此時竟有神明降乩，扶手轎直接來到店內指派藥單，原來是有病患求助。周甲三一看，心知這是急症，偏偏手頭又沒有現成藥單，不敢貿然開藥，豈料神明卻指向疊在櫃上的箱子，直說藥就在裡頭。

周甲三搬下箱子一看，裡頭的確裝了許多藥材，雖心有疑慮，仍是按照神明指示配藥。隔天一早，周甲三趕緊查閱相關書籍，發現昨夜神明指示的藥材，皆對心臟有很大助益，過不了幾天，那位急症病患還特地回到廟裡，感謝神明指派的藥單。

神尊相助，指引明路

過去在楠西經營藥店不易，因山區農民一年一收，天未亮就出門，天黑才進門，加上務農需噴灑藥劑，多數人的肝都有狀況。但因生活困苦，非得拖到有病才肯看醫生，平常更沒有吃補習慣，一年立冬進補一回，已是奢侈享受。

來到崎漏，周甲三才見識到海口人的派頭。討海人日日見財，當時海路興盛，每日都有滿滿漁獲，穿的用的都是有品牌的，出手又闊綽。曾經去幫忙抓草蝦的顏麗雪說，撈回草蝦第一件事，是大夥先坐下來草蝦吃到飽，吃過一輪之後再拿去賣，一年收入都是幾百萬上下。

以坐月子來說，山區農民頂多抓一百元的四物補身；海口人坐月子講求補血、補骨，五百、一千的藥都捨得買，加入雞肉、豬肝、紅鱘一起燉，吃得更比現在的月子中心豪華。

豐盛的飲食習慣，雖然讓海口人免去營養不良的問題，卻時常有血管、尿酸過高的毛病。當時附近有個討海人中風，嚴重腦溢血，醫生也不敢開刀，只交代家屬準備辦後事，無計可施之下來正順廟祈求，沒想到按神明指派的藥單服藥，身體竟逐漸康復，直到現在還仍生龍活虎。

說起海線居民對神明的敬仰，周甲三仍嘖嘖稱奇，他回憶道，某天半夜有人來敲門，原來是太太血壓飆高，神明指示過來德興堂抓藥。沒見到患者，周甲三原不敢貿然開藥，求診者卻說：「你就開，吃了怎麼樣，我不會怪你。因為這是神明指示的。」

隔天一早，那男人又上門要來買同樣一帖藥，周甲三才放下心來。

回首當初保生大帝要周甲三鑽研心臟及高血壓的指示，碰巧與海線居民常見的健康狀況不謀而合；種種難以解釋的神蹟，也讓德興堂的生意蒸蒸日上，即使座落在偏僻的崎漏，仍有許多顧客特地從上茄萣、臺南等地遠道而來。

歷經許多巧合才來到此處的德興堂，彷彿是神明欽點的兵將，在凡間守護所有居民的健康；而周甲三夫妻儼然也成為最虔誠的信徒，對於神明只有滿腹感謝。

醫者赤誠：不漲價的藏紅花

德興堂的藥櫥裡，放著幾顆從第一代便存在、將近百年歷史的川七。黑黑的幾顆藥材，一點也不起眼，但它的身價竟然可達數萬元。

往昔臺灣藥材全仰賴中國經香港進口，黑棗、紅棗、當歸等大宗藥材全由公會配給全臺藥行，數量有限，售價當然跟著水漲船高。這些川七，便是當年留下來的珍貴藥材，一斤就要上萬塊，一間藥行若非生意絕頂興旺，哪買得起整顆川七。

然而，直至一九八八年，中藥材全面開放進口，那些令人咋舌的價錢都成了前塵往事。顏麗雪說，剛接手藥店時，黃耆一斤還要七、八千元，現在一斤只要六百元；川七身價也不復以往，普遍藥店一次都兩斤、三斤地買也不心疼。

劇烈的變化，不僅存在於原物料上，也反映在周遭生活環境。

二十多年前，海洋還未受到嚴重汙染，一波波澄澈海水帶來豐收漁獲，也帶來白花花的鈔票。海口人花用捨得，吃補是家常便飯，上門抓藥的顧客絡繹不絕，周甲三夫妻時常忙碌一整天，連椅子的邊都沾不上。

將忙碌視為神明恩賜，周甲三夫妻仍兢兢業業，勤懇經營。顏麗雪說，要價高昂的藏紅花，是店內的特色藥材，有一回叫貨出了差錯，一次居然進了幾十斤，榨乾了周甲三夫妻的三本銀行存摺。豈料，進貨後的一週內，藏紅花價格大漲，中盤商還來詢問德興堂哪來的小道消息，居然眼明手快先屯了貨。

那一次陰錯陽差的進貨失誤，讓德興堂足足多了三年份的藏紅花可賣。但周甲三夫妻謹記周獅生前一再的耳提面命，將良心與道德置於利益之前，不曾因此坐地起價，而是在一片喊漲聲中，維持原價服務老顧客。

然而，醫者仁心，卻抵擋不了天地的反擊。

海域汙染嚴重、濫捕等種種問題接二連三襲來，海路愈顯崎嶇，漁民收入大不如前，近幾年又加上青壯人口外移，海口人口老化，德興堂的生意也隨之一落千丈。

藥店鼎盛時期，一個月可用掉四、五公斤的藏紅花，如今，半年都用不完一公斤。

此等悽慘景況，不只發生在德興堂，也籠罩了全臺的中藥行。

藥店轉型之路，猶如炮製三階段

「炒」，是中藥炮製中常見的方法，依炒的時間及火候，大致可分「炒黃」、「炒焦」、「炒炭」三個階段。

炒黃，指的是將藥物炒至外表呈現黃色；炒焦，意即加熱程度更甚於炒黃，直至藥物外表焦黃，並有焦香氣味；炒炭，則是炒焦至冒煙，以鍋蓋燜至炭化，是耗時最久的炒法。

同一藥材，透過不同火候及時間的炒製，將發揮不同藥性。例如槐花炒黃時，藥性較涼，可清肝降火；炒焦、炒炭之後，清熱的作用降低，澀性增強，有助於痔瘡止血。

不同的炮製方式，適合不同的生理狀態；德興堂似乎也早早嗅出，一味墨守成規，恐怕趕不上時代腳步。

早在二十年前，腦筋動得快的顏麗雪就提出轉型為藥膳食補的建議。茄萣人愛吃補，且喜歡補得有變化，因此經營藥店不能只被動提供服務，還得主動增加顧客需求。她舉例道，若有顧客上門抓十全要燉雞，她便建議明天燉人參，後天改用金線蓮，一雞三吃，各有風味，說是吃補，也像考驗著對烹調的巧思與創意。

藥膳食補的方向確立之後，顏麗雪進一步考取中餐丙級證照，在當地媽媽教室行銷推廣，針對當地居民需求，研發出一道道專屬海的子民的藥膳料理。

德興堂結合在地的漁產特色，開發出一系列「討海套餐」，其中「頂級藥膳燉紅蟳」融入保健視力的中藥材，針對從事海港工作粗活、挑選魚苗、補魚網的人所設計，讓他們擁有充沛體力及銳利目光，勝任種種工作。

鮮明的海派風味，成為德興堂的一大特色，及早嗅出商機，也讓他們有了另一條出路。不過，他們不甘於此，繼榮獲二〇一七年衛生福利部「中藥零售業店家社區加值服務輔導計畫」示範店家之後，近年也開始研發養生牛蒡黑豆茶包、黑木耳健康飲，並開發即食藥膳滷味，將豆干、杏鮑菇、茶葉蛋等滷味小包販售，把香氣十足、方便食用的小點端上網路購物平臺，吸引更多年輕客群。

我們，究竟該何去何從？

德興堂櫃上放著一塊由黑心石製成的砧板，切藥材的刀刃甚薄，所以砧板材質不宜太硬，這麼多年下來，不知已切壞了多少個藥砧。

現在周甲三夫妻已不如過去那般忙碌，雖得空閒，卻不免感嘆藥店凋零至此。偶爾也興起結束營業的念頭，「我前幾天翻客人的藥單，一大疊，幾十年了，如果我們關門了，他們該何去何從？」顏麗雪說。

漁村的確是沒落了，但仍有經歷過往昔榮景的老人家在此，他們對於德興堂的意義，不僅是顧客，也是相互關心的好朋友；甚至還有老顧客只為了一帖十元的藥，特地開上幾十公里的車程來到這僻靜漁村。

談起藥行現狀，周甲三夫妻頻頻搖頭，唯獨講起中藥材，神色便有了光芒。

周甲三拿出一包乾燥僵蠶，居然真是一隻隻灰白色的乾硬蠶體。他解釋道，須先收集僵蠶，倒入石灰後拌勻，吸去水分；再將僵蠶泡進薑汁，浸泡時間需拿捏得當，才能泡掉石灰的微毒性卻能留住藥性，接著清洗乾淨、晒乾後再放進冰箱冷藏。

祛除微毒性、留住藥性，這是藥材炮製手續中最重要的意義。去蕪存菁，決定了藥材的優劣。如今，不得不紛紛轉型的老藥行們，又該如何在求新求變之餘，留住最古老，也最珍貴的傳統文化？

即使這麼努力的轉型、摸索出路，然而政策一日三變，專業不受重視，中藥行的前景仍是一片迷霧。一生青春全守在藥行內的他們，內心只有無止盡的迷惘，不忍結束藥行，卻也不敢貿然讓子女接手。

「我們真的也是不知何去何從。」顏麗雪說。

從山間到水邊，周家診治過貧困農民，也幫助過海派漁民，曾經慘澹經營，也曾經門庭若市，隨著潮起潮落度過一年又一年。他們眼見樓起，又見樓塌，人情雖濃，驅散不了滿腹心酸。

究竟該何去何從？恐怕這不只是藥店的疑問，也是那些老顧客們沒有說出口的徬徨。

德興堂歷代傳人一覽

第一代：周獅（創德興堂前身「壽生堂」）

第二代：周甲三

德興堂中藥房

地址：高雄市茄萣區崎漏路 86 號

營業時間：星期一至日：08:00—20:00

粉絲專頁：

泡茅坑製成綠豆癀，天安堂中藥房厚工祕方

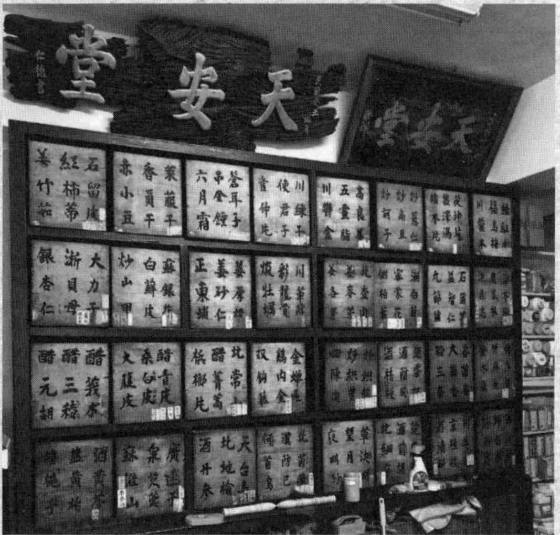

天安堂老藥櫃。

（天安堂／提供）

獨活寄生湯：一帖獨活寄生湯，可煮三次份，第一次五碗水、第二次四碗半、第三次四碗，甘味之中帶著微微辛辣。此方出於唐朝藥王孫思邈所著《備急千金要方》，內含十五味藥，辛溫散風，甘溫補虛。相傳孫思邈高壽至一百四十餘歲，而他遺下的這帖藥湯，也在朴子市的老藥行流傳逾百年。

藥簿，是許多老藥行共同擁有的資產。一本紙簿，記載了歷經百餘年臨床經驗所得的藥方，有祖傳祕方，也有早已失傳的古老方劑。如今，部分藥方已從現代社會絕跡，或許是製作程序太過繁瑣，也或許是當今已出現更簡便的替代藥品。

然而，除了在療效、配方各角度值得深入研究之外，這些流傳百年的藥方，珍貴之處在於反映出過去的社會氛圍與文化歷史，更與生長在這塊土地上人們的生活息息相關。一本老藥簿，為臺灣那一頁頁歷史補上一道道色彩，讓我們更了解過去人們的生活形態及文化信仰。

位於嘉義縣朴子市的「天安堂中藥房」，便有著這麼一本深受歷史牽動的老藥簿，帶領我們穿越時空，重新認識往昔散落在臺灣處處的鄉野傳說及時代刻痕。

在嘉南平原集散地落腳

朴子市位於嘉義縣西邊，連接太保鄉、鹿草鄉及東石鄉，南接八掌溪，北鄰北港溪。早期交通不發達時，居民南來北往多仰賴河水，而靠海的朴子又是鄰近流域的出發點，因此，清朝到日治時期，朴子的人口只比嘉義市區少七千餘人左右。

而朴子市內的開元路，更因絕佳的地理位置，成為貨物集散地，鄰近地區的進出口貿易，都得在朴子由船運出海。也因商業貿易興盛，各類民生用品店陸續在此集結，形成熱鬧的街市。在這條街上，天安堂正式踏出第一步。

天安堂成立於一九二一年，創始者鄭遐齡，由於戶口名為「鄭甲」，當時的人都尊稱他為「甲仙」。鄭遐齡在家鄉東石習得中藥知識後，便選定朴子市開元路開業，從如今街景來看，仍可見數間老貿易行、香鋪、中藥行，招牌雖已陳舊，但依稀可想像當年商業興盛的景況，也就不難理解為何鄭遐齡將天安堂設立於此。

一九二一年，正值日治時期，天安堂在大時代中開啟了自己的歷史。如今，已由第三代經營者鄭權宏接手，店面也在三年多前遷至一條街之外的新址。歷代死忠顧客仍絡繹不絕，甚至還有顧客在鄭遐齡過世四十餘年後找上門來求診，足見天安堂在附近居民心中的地位。

反映社會實況的祖傳藥方

太平洋戰爭期間，美軍針對嘉義市曾有兩次空襲計畫，雖因天候因素及執行問題，降低了嘉義地區的損害，但仍讓百姓惶惶不安，恐懼不知何時又將響起的警報聲。

即使安穩難求，鄭遐齡依舊堅持開業診治鄰近居民，後來因情勢所迫，曾遷到鹿草鄉馬稠後，但戰爭結束之後，鄭遐齡又回到朴子，繼續為鄰里服務。

於一九六八年過世的鄭遐齡，一生經歷清朝、日治、民國，他雖不是專業史家，但時代環境的演變，其實都已反映在他灌注一生心血、註記大正十年（即一九二一年）的藥簿中。

天安堂的老藥簿裡，有些藥方格外引人注目，例如戒除鴉片、嗎啡的經驗方。早在清領時期以前，就有鴉片輸入臺灣的紀錄，隨著進口量的攀升，臺灣「吃煙」風氣愈來愈盛，吸食鴉片成為一種消遣嗜好。即使鴉片癮造成許多社會問題，但清政府也無力管理，直到日本接手管理臺灣初期，首相伊藤博文才提出禁鴉片的主張。

想杜絕一種長久積累的習性，本非易事，歷經漸進及專賣政策，加上臺灣知識分子及國際壓力的介入，總督府於一九三〇年在臺北成立鴉片矯正所「更生院」，並在投入鴉片研究已久、臺灣第一個醫學博士杜聰明的協助下，在短短數個月內，讓三十餘名成癮者戒除鴉片癮。

從一些歷史資料中，可清楚得知當年臺灣鴉片成癮的問題。有趣的是，統治階層以西醫科學方式實行矯治政策；而鄭遐齡所流傳的經驗方，則是以中醫角度協助戒除癮頭，無疑是當時社會特殊風氣之下的產物。

此外，天安堂過去最受歡迎的品項之一，便是用於治療蛔蟲或蟯蟲的抗原蟲藥物。其實，蟯蟲在臺灣未曾澈底杜絕，只是在一九四〇至七〇年代，環境衛生不佳，多數百姓尚未建立良好保健習慣且多數胃腸營養不良，便造成蟯蟲感染的流行。

在西醫還不普遍的年代，民眾一旦有拉肚子、胃腸絞痛等感染症狀，便會求助於中藥行。天安堂現任店主鄭權宏說，如今環境衛生大幅改善，加上西藥取得方便，藥行內蟯蟲藥的銷量當然也不復當年。

即使時空改換，但接受蟯蟲貼片黏肛門的檢查，仍是五到七年級生的共同回憶；天安堂曾熱賣一時的抗原蟲藥，也反映出臺灣社會的記憶。

浸在茅坑中才能製成的招牌藥材——綠豆癀

醫術有成的鄭遐齡，僅二十五歲便自行寫了一本醫書，記載許多經驗方，為了避免蟲蛀，還特地將紙頁邊緣浸油，以利保留這些珍貴古方。早年中藥界沒有制度化的教育系統，都是以「牽師仔」的方式，由師傅親自傳承經驗，將一個個徒兒牽至出師。

過去當學徒須具備的條件，說難不難，說易不易。必須品行優良，吃得了苦，且有信得過的親戚介紹，才有機會入門從頭學起。

這些學徒由於自小便到藥行習藝，俗稱「囡仔工」，從洗藥、切藥、碾藥、篩藥等雜事做起，白天從事這類體力活，晚上便背誦藥書的《湯頭歌訣》。非得熬過三到四年，才有資格站上櫃檯拿秤桿。開始秤藥的那一天，也就代表「囡仔工」終於出師了。

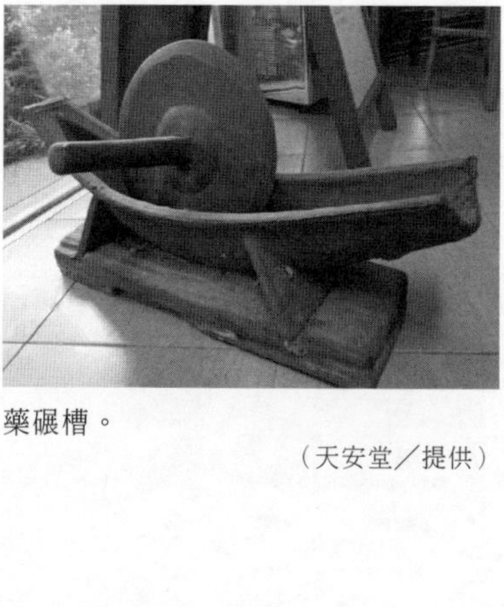

藥碾槽。

（天安堂／提供）

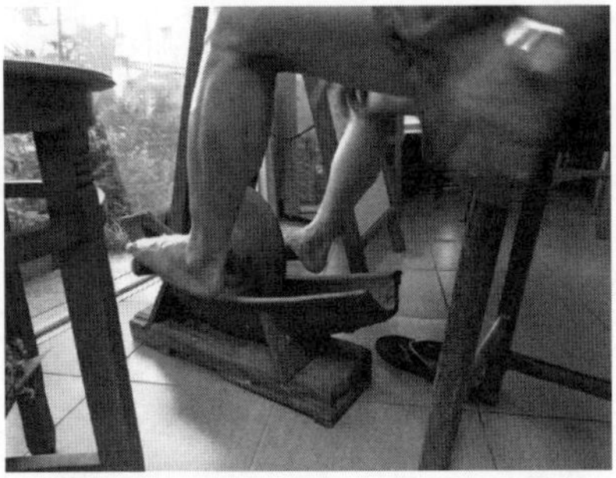
用藥碾槽碾藥。
（天安堂／提供）

當年鄭遐齡也收了一些學徒，其中有一位才十二歲便來學習，夾在一群大他五、六歲的「同門師兄」中，顯得格外矮小。深夜每當藥行打烊，「囡仔工」必須搬動幾片沉重的木門，依序放在軌道上才能鎖門，那位小學徒根本搬不動沉重的木門。直到十八歲當兵之前，那位小徒弟都一直跟著鄭遐齡學習，隨著歲月流逝，幾年後長高長壯，原本感覺如千斤重的木門，要再搬動起來也是輕而易舉。

鄭權宏說，鄭遐齡傳給徒弟的方子，與其他中藥行不太一樣，「四珍膠」及「綠豆癀」，更是天安堂早期最知名的藥方。

四珍膠，又稱「龜鹿二仙膠」。龜屬陰，鹿屬陽，據傳長期服用龜板及鹿角可延年益壽，故有「二仙」之美稱。而四珍膠乃由龜板、鹿角、枸杞、人參組成，鄭遐齡每每領著學徒，一桶膠得熬上七天七夜方可完成，即使要價不斐，一斤達一萬元以上，仍吸引許多民眾購買。

至於綠豆癀，其炮製過程就更繁複了。一開始，必須在端午節前後的清晨，上山取來新鮮高山綠竹，每兩節竹節鋸成一段，十來段串成一排。將綠竹皮削去後，於竹上挖一小洞，填充精選綠豆至七分滿，以木栓封住洞口，不可滲水。緊接著直立放進茅坑中，經過四個月的浸泡微弱發酵之後，再取出洗淨，置於清澈溪水中，每天日以繼夜的沖洗，又再經過四個月後，才能將竹節打開。

此時綠豆充滿刺鼻的阿摩尼亞氣味，必須以露水解毒，忌晒日頭。然唯秋天後的夜間方有露水，所以每晚讓藥材吸取露水精華之後，須趕在日出之前收起，期間倘若遇到颱風、下雨便得暫停，均沾露水的過程為期又要四個月。

歷經約整整一年的炮製，陰乾後研磨成粉末，綠豆癀才算完成。

當年鄭遐齡製作的綠豆癀名聞遐邇，將工法傳授給許多學徒、親戚、朋友。鄭遐齡還說，若有人按照他的方式製作成功且無偷工減料，無論量多量少，自己都願意全數買下。

後來雖有藥廠認為此藥方甚好，但因製作過程太過繁複，又不能假手於機器，根本無法大量生產。

一毒還需一藥解——響馬丹 vs. 綠豆癀

過去類固醇、抗生素等西藥尚未普遍，民眾皮膚若有溼疹、搔癢等症狀，往往求助於綠豆癀。現在大眾若有類似症候，多選擇西藥外用軟膏緩解，對於綠豆癀的依賴也逐漸降低。然而，這味做工繁瑣的藥品背後，藏著極富地方文化色彩的故事。

綠豆癀，其實是一帖解藥，既然如此，那必有劇毒須解。綠豆癀的出現，要先從「響馬丹」談起。

相傳明末清初年代，臺灣西南部平原土壤肥沃，民生豐足，引起周遭強盜的覬覦，時常成群結隊打家劫舍，讓當地民眾惴惴不安。當時嘉南平原西螺地區，住著一位武術高人「阿善師」，傳授武術給鄰里協助自保。

豈料仍難阻貪念，盜匪仍時常摸黑沿溪前來搶奪，村民便商議於溪河上游放置劇毒「響馬丹」，一旦盜匪涉溪時碰到汙染溪水，皮膚便會潰爛，永無痊癒之日。

如今流傳的「會過西螺溪，過不了虎尾溪」這句話，便表達出響馬丹的厲害。而此一劇毒的解藥即是綠豆癀，所以綠豆癀又名「響馬解毒丹」。

這些故事，全是在臺灣流傳甚久的鄉野傳說，阿善師的事蹟，更不斷被戲劇、說書電臺輪番搬演，成為百姓熟悉的傳奇。天安堂的老藥簿中，不僅留存綠豆癀的配方，也明確記載了響馬丹的成分。

一毒一解，似乎讓口耳相傳的故事有了依據；而那些流傳在庶民心中的劇情，也為鄭遐齡的醫術增添了幾分傳奇色彩。

發願蓋廟，神威指示覓得罕見藥材

朴子市有一座「春秋武廟」，主祀關聖帝君，為臺灣少見的私建廟宇，香火鼎盛，信徒絡繹不絕，更與配天宮、天公壇合稱「朴子三大廟」。

如果沒有特別說明，恐怕沒人能夠聯想得到，這座建立於一九五九年的廟宇，其實是由鄭遐齡發下大願，感召集結信徒、病患、眾生才促成這座廟宇的出現。廟裡有位服務五十餘年的乩身，當年更是鄭遐齡的學徒，延續師傅濟世之心，繼續為百姓解惑。

鄭家本就供奉關聖帝君，信仰十分虔誠。有一天，鄭遐齡飼養的一隻極聰明的狼犬無故走失，找不到愛犬的他只能請求神明指示。豈料，神尊竟降桃筆指示說，由於鄭遐齡上輩子不慎燒了一間廟宇，這輩子必須自己獨資建造一座廟宇，將功贖罪。

當時，鄭遐齡資金不足，但他克勤克儉，用心經營藥行，從未忘卻此事。經過十年的準備、規劃、設計，終於萬事皆備，於一九五九年廟宇落成，便了結了鄭遐齡一樁心願。

也許是鄭遐齡虔誠有加，春秋武廟的眾神也時常助他一臂之力。

早期沒有訓練乩身，神尊若要降旨，往往是以「扶鸞降筆」的形式。由兩位「鸞生」共同持桃木為筆，於香灰上寫字，每寫一次，鸞生便藉字揣測神意。倘若解讀正確，桃木筆便敲響一聲；若有誤差，便重寫一次。這種方式，也吸引了不少信眾前來問事，懇請神尊指點迷津。

某些特殊藥材罕見難得，往往讓醫者傷透腦筋。有種用於消炎退癀的藥材，名為「荔枝癀」，是一種長在荔枝樹裡的結石。但是，這種藥材本就稀少，加上荔枝樹長得慢，荔枝癀便更難取得了。

某天，神尊竟出現至鄭遐齡睡夢中，明確指示該到何處才買得到荔枝癀，並且殷殷交代此樹難得，不得殺價。依循神明指示的鄭遐齡，居然真的找到一株生長逾五百年的荔枝樹，二話不說便買了下來。

取出樹裡結石之後，鄭遐齡捨不得扔掉厚實堅固的樹幹，乾脆將其作成寬面長凳，成了鄭遐齡午寐的最佳場所。如今，這充滿歷史風味的寬面長凳仍靜靜待在天安堂的店內，彷彿見證了關聖帝君的神蹟，也像是默默地守護著這間老藥行。

傳統中藥的代用品——臺灣民間藥「藥頭仔」

早年藥材採配給制，就鄭遐齡的紀錄中，半年只有十斤杏仁的配額，其他藥材就更不用說了。地方藥行生存不易，有時找不到貨源，還得自己想辦法採摘。例如金線蓮、山葡萄、三腳破、秤飯藤、牛乳婆等，這類產於臺灣的民間藥俗稱「藥頭仔」，未必會出現在《本草綱目》中，而是散見於臺灣民間的醫書，為臺灣南部或福建等地的常用藥材，具有強烈的地方色彩，並非人人都了解這些藥。

鄭權宏說：「賣藥如賣德。」打從祖父鄭遐齡那一代，天安堂從不削價競爭，而是遵循古法炮製、尋找道地藥材，並在傳統中藥缺貨時，準備種類繁多的「藥頭仔」供應需求，才讓這份家業永續長存。

鄭遐齡於一九六八年過世，據聞出殯當日，數百街民自發性集結送到山頭，顯現出鄭遐齡一生救人濟苦，醫者典範長存民心，不負「甲仙」之名。時至今日，還有當年的患者當了阿媽之後，仍會帶著孫兒前來抓藥。

接任經營天安堂中藥房的第二代當家鄭仁德，出生於一九三五年，以婦科見長。鄭權宏說，小時候常見顧客集中在午時之前來店求診，結束後又趕回去種田、工作。這似乎也成為天安堂的「傳統」，不知為何，即使鄭遐齡與鄭仁德都已過世，至今顧客仍多於上午前來，或許是過去的生活形態已根深柢固存在於鄰近居民心中。

醫者一生以藥治人，過世之後仍不忘用藥關心子孫。鄭權宏說，有段時期他工作十分勞累，於一九九八年逝世的父親竟托夢指點他該吃何種藥膳補身。而且，他在夢中指示的藥方，皆是遵循祖宗常規而來。

我們無從論斷這些「超自然」現象究竟真是父祖托夢，或只是日有所思夜有所夢，唯一可確定的是，那些珍貴的祖傳祕方不僅是延續了家業，也深刻地連結了鄭家三代的親情血脈。

人情味，搭建醫病之間的橋梁

一九九四年，鄭權宏正式接任天安堂，採訪時五十四歲的他談起中藥便滔滔不絕，像是有滿肚子的知識亟欲與人分享。談起綠豆癀與響馬丹之間的解毒關係，他說：「凡是藥，就是毒，大毒、小毒的差異罷了。只要熟悉藥性，小毒便能解大毒。」

鄭權宏畢業於高雄醫學院藥學系，在學時期對西藥鑽研甚深，領有藥師執照，畢業後有段時間更受僱管理、製作西藥，直到二十五歲之後，才開始投入中藥研究，對於中西醫都有自己的一套見解。

談起當初選擇就讀醫學院藥學系的過程，他說，本來打算念獸醫系，但家人卻說：「要醫會講話的比較容易啦，不會講話的是要怎麼看診？」他笑道，「會講話的」比較有人情味。

相較於過去，現在有太多檢查身體的儀器，健康狀況也由各式各樣檢查數據界定。「現在大家太相信檢查的數據，不相信人講的話、各自的感受。如果不相信自己的感覺，只相信數據、身體指數，那些數字根本沒有意義。」他進一步舉例，早年看診往往會問胃口好不好？小便順暢嗎？睡得好嗎？看似家常閒聊，其實都是藉由病患對於自身狀況的感受加以判斷病情，才能決定最適合的藥方。

在科學不甚普及的年代，醫者除了查看症狀，只能藉由患者對於自身症狀的敘述進行評估。詢問的過程，等同於搭建起醫病之間信任的橋梁，而非仰賴冷冰冰的數據。「人情味」一詞聽來很俗氣，但是從鄭權宏的談話當中，卻彰顯出另一種意義，而這也是傳統醫學不可或缺的一環。

中西藥學相輔相成，擁有藥師執照的中藥行老闆

或許正因為熟悉西藥的領域，鄭權宏並不認為中西藥只能對立，有時反而可以相輔相成。西藥效果顯著快速，但在古早人眼中，西藥容易「散氣」，也可以解釋為今日所說的「副作用」。

鄭權宏說，保健的根本理念即是「平衡」。既然西藥「散氣」，便可以中藥如四物、四君煮湯，平衡西藥不可避免的副作用。

對於藥行，鄭權宏有著相當深厚的感情。三年前，他將藥行遷至現址，也不忘將父祖輩的器物一併帶了過來，包括鄭遐齡親筆寫藥名的「百子櫃」、鄭仁德使用的藥缽，甚至還有當年熬製四珍膠的桶子。這些器物在他眼中，不只是家族資產，也是重要的文化寶藏，「熬藥的桶子我都留著，才知道阿公他們是怎麼做藥。」他說。

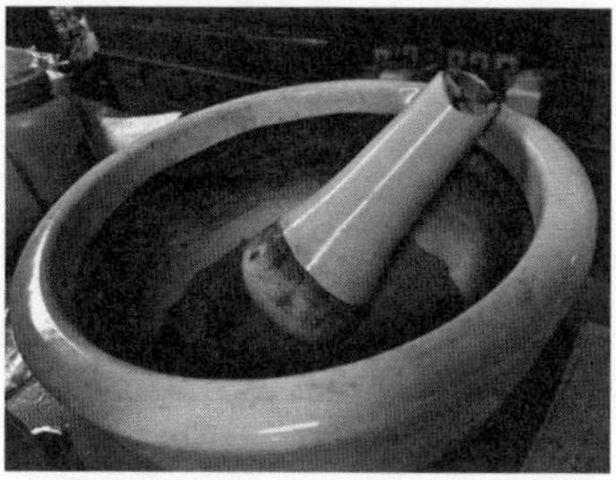

鄭仁德使用的藥缽。
（天安堂／提供）

與其爭論中藥西醫孰好孰壞，「文化」對於鄭權宏而言，反而是更珍貴的核心價值。他舉一流傳百年的「固齒神方」為例，「這是一位清朝時，叫做陳修園的中醫師流傳下來的，都是文化遺產。」

天安堂到了貫通中西的鄭權宏手上，也有了新氣象。過去父祖不諳針灸、穴位經絡系統，鄭權宏在學時期已有許多實際操作經驗，如今他更運用在顧客身上，以自己的方式開拓天安堂的業務範圍；同時，盡心維護中藥數千年來的悠久傳統文化。

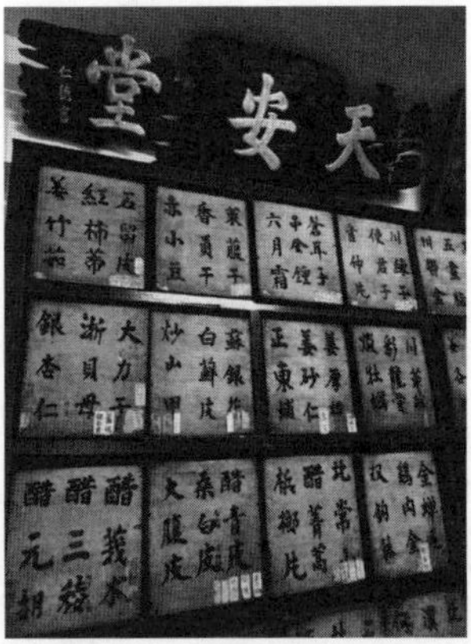

鄭退齡親筆寫藥名的百子櫃。
（天安堂／提供）

天安堂歷代傳人一覽

第一代：鄭遐齡

第二代：鄭仁德

第三代：鄭權宏

天安堂

地址：嘉義縣朴子市南通路三段 832 號

營業時間：星期一至五：08:00—21:00

星期六、日：09:00—21:00

粉絲專頁：

古蹟佚史斷簡殘篇，不再傳承的張濟生中藥店

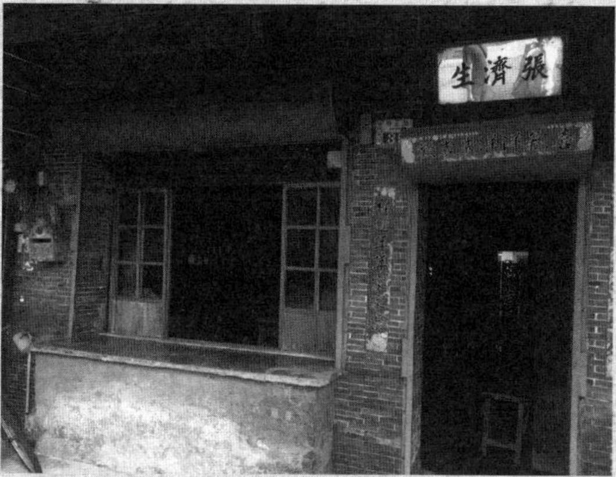

張濟生中藥店。

（語屋文創／攝影）

當歸：一碗褐色的清澈湯頭，應是最常見的藥湯之一，街頭小販、家裡煮湯、甚至泡麵調理包都可聞見當歸噴香氣味。當歸味甘、性溫，李時珍《本草綱目》記載道：「氣血昏亂者，服之即定，能使氣血各有所歸。」

一碗藥湯，能令氣血有所歸，亦為「當歸」賦名之意；一個女人，守著百餘年的藥行，哪怕罕有顧客光臨，那間充滿回憶及藥香的古厝，便是她今生的歸宿。

在臺灣，有一些鄉鎮恐怕你從未聽聞，那裡或許缺乏車水馬龍的商業中心，或許沒有陳列著時髦衣裝的商店，卻保留了許多舊時光的痕跡。嘉義縣溪口鄉，便是這樣的地方。

溪口鄉位於嘉義縣北部，東鄰大林鎮，西鄰新港鄉，南接民雄鄉，北鄰雲林縣，既不靠山也不靠海，是嘉義縣面積最小的鄉鎮。這裡為三疊溪與華興溪交匯流入北港溪之處，清康熙年間，大量閩粵移民來此屯墾，日治時期稱為「雙溪口區」，直到臺灣光復之後，於一九四五年改名為「溪口鄉」。

如果進入嘉義縣文化觀光局的網站一看，會發現張濟生中藥店是溪口鄉的重要景點之一；悠久的歷史，也曾讓張濟生中藥店成為媒體競相報導的所在，吸引許多文史工作者或年輕人慕名而來。然而，在風潮退去之後，這間老藥行是否還有未曾說出卻即將被遺忘的故事呢？

被時光遺忘的溪口老街

約訪當日，是個極度燠熱的六月天。車子經由熱鬧的大林鎮一路前進，窗外來往的車輛漸漸稀落，我們獨自奔馳在鄉道上，揣測著溪口鄉的樣貌。

直到駛過三疊溪橋，正式抵達溪口，安靜得讓人錯覺一瞬間來到無人之鄉。按著地址來到張濟生所在的中正路——這恐怕是全臺最迷你、最靜謐的中正路，窄窄的巷道僅容勉強會車，短短一條路，無需五分鐘便可走過。

這條中正路，原來是鄉內的唯一道路，一旦踏進來，彷彿誤闖了被時光遺忘的祕境。這裡有著整排木製的清代街屋店鋪，有些已然荒廢無人居住，從屋簷下往內探去，可見頹壞的桌椅與厚厚蛛網；幾戶銀樓店、葬儀社，招牌上老派的字體與褪淡的顏色，沉默地流露歲月的痕跡。

並排街屋的其中一間，便是張濟生中藥店。

從窗框看進去，店主張劉素正在藤椅上午寐，聽見聲響便起身招呼我們入內，親切得像你我記憶中阿媽的模樣。

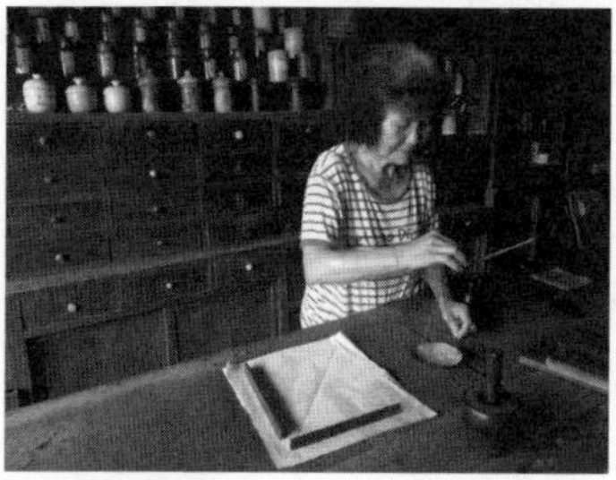

店主張劉素。

（語屋文創／攝影）

斷簡殘篇的記憶

關於張濟生中藥店的來歷，店內幾乎已無保留確切創立年代及歷代傳人的資

料，究竟目前是第四代／第五代／第七代，眾說紛紜。問及開店歷史，張劉素篤定地說，張濟生中藥店創立至今已一百五十九年，最早可回溯至清朝，而她是第四代店主張蘭芽的妻子，自丈夫過世之後，她便獨自持續經營至今。

一九五七年，年方二十歲的張劉素從嘉義梅山嫁到溪口，此時店裡由公公張龍川及丈夫撐持，她每日忙的就是煮飯、洗衣、打掃等傳統媳婦該做的事。直到結婚隔年，丈夫便調去海軍陸戰隊當了整整三年的兵。

「店裡只有公公忙不過來，需要人手，我就一起邊做邊學。」張劉素說。

張家原本在中國即是開設藥房，來臺之後便繼續以此營生。不過，早年開設中藥房的門檻較低，很可能只是對中醫草藥有興趣或者曾下功夫研究過醫書。張劉素說，公公的父親那一輩，曾請來一位中醫師到店裡把脈看診，張龍川接手藥行之後，還特地到排子路向那位中醫師學習把脈。

而張濟生中藥店在張龍川的父親那一代，是由三兄弟共同經營，後來其中一位兄弟另開一間「新濟生中藥行」，離「舊店底」張濟生中藥店只有幾步之遙。

或許是年事已高，也或許是從前一介媳婦不好過問太多夫家之事，張劉素對於張濟生中藥店的來歷及父祖輩的故事並不清楚。然而，從她片段的記憶中，似乎仍可拼湊出這六十年來，張濟生中藥店及這條老街的興盛與沒落。

中正路的第一幢建築

戶外陽光炙熱得像會把人烤熟，藥行內只開電扇，氣溫卻出乎意料的涼爽。環顧這個空間，從樑柱到地板，都是歷經風霜的證明，還有古早時候才有的窗戶，想「關窗」可不是拉上玻璃了事，而是得拿起木製窗板一片、一片放進坎裡，直到蓋住整個門戶。

如果沒有特別說明，我們恐怕會忽略腳下踩的並非常見的磁磚或水泥，而是過去常見的泥土地，經過百年來不斷經過的腳步，才將其踩踏成現今的不甚平整卻相

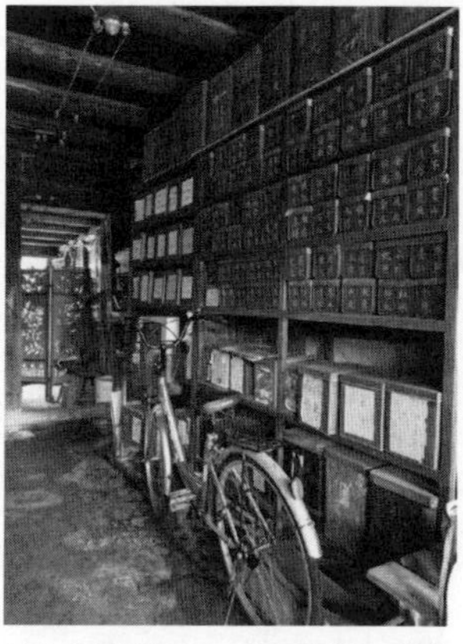

沙拉桶藥櫃下，是平整堅實的泥土地。
（語屋文創／攝影）

當堅實的地基。

「我們是中正路的第一間建的樓仔厝。」張劉素說，過去此處除了張濟生中藥店，放眼望去是一片又一片田地；如今田不見了，蓋起了一棟棟透天厝。

更難以想像的，這條像是凝結了時光的老街，過去竟是溪口最熱鬧的商圈。

成書於清光緒年間的《嘉義管內采訪冊》於〈津渡〉一篇中記載：「一在大莆林街外南端，相距一里，名曰三疊溪渡。夏間流漲，以竹筏為之，往來其間，以載行人。」

原來，我們方才經過的三疊溪，在早期靠著人力津渡方式連接大林、梅山等地；加上溪口的地理位置緊鄰民雄、新港，早期交通不發達，必須仰賴溪口聚落的唯一對外道路──也就是張濟生中藥店所在的中正路，通往新港。

位於中間地帶的溪口，便成為往來挑夫、渡船者休息的區域，逐漸演變成交易、聚集的空間。從地方耆老的回憶中，可見當時中正路是溪口最熱鬧的商圈。

以前，這裡的商店相當集中，短短兩百米內有牛車店、牛犁店、打鐵店，以及販賣農產品的攤販，幾乎所有民生用品都可在此買齊。附近居民買了菜，便會兜轉來藥行內抓藥，顧客來來去去的腳步，也曾踏過藥行的泥土地。張劉素回憶道，最忙的日子便屬冬至，一早就有人來抓藥回家，或者是過年期間兒孫返鄉，總有些老媽媽會特地來此抓藥，為好久不見的兒孫燉上一鍋補湯。

時光已遠，但猶存的蛛絲馬跡仍能帶領我們逐步勾勒出往日榮景。即使這條老街已不再熱鬧，但短短一條街卻有著兩間銀樓，可推測出的確是過去買賣往來的中心；張濟生中藥店的牆壁上被熏得一片焦黑，都是以前為客人以炭火煎藥所留下的痕跡。

沙拉油桶變身藥材盒

能在中正路蓋起第一幢房，想必張家在當時有一定的經濟基礎；商圈成形後，更不難推測出藥行當年的盛況。只不過，這並非意味著張劉素嫁進來能當個輕鬆的

「醫生娘」，打從丈夫入伍之後，她便開始了跟著公公學中藥的日子。

往昔什麼事都得自己來，洗藥、切藥、燒炭火蒸藥材、碾藥、製作藥丸等工序，都靠公媳兩人包辦。張劉素說，公公張龍川待她不錯，也不嚴厲。由於藥櫥的每個抽屜裝盛量並不多，每晚打烊後，她得從屋後一桶一桶的藥材為藥櫥抽屜補貨，「一開始邊對藥名邊補，久了就記起來了。」

白日開店營業時，張龍川負責看診、開藥單，張劉素便負責抓藥。上百種藥材名稱，就在日復一日的程序中，漸漸烙印在張劉素的腦中。

早年醫學知識還不發達，百姓若身體微恙，便會到附近廟宇求藥籤再到藥行抓藥。張劉素說，附近居民最常向「帝爺公」求藥籤，張濟生中藥店在大家來抓藥的同時，便抄錄藥籤上的籤首與藥材名，久而久之便集結成冊。

目前藥行裡保留了兩本藥簿，一是游厝庄「天宋

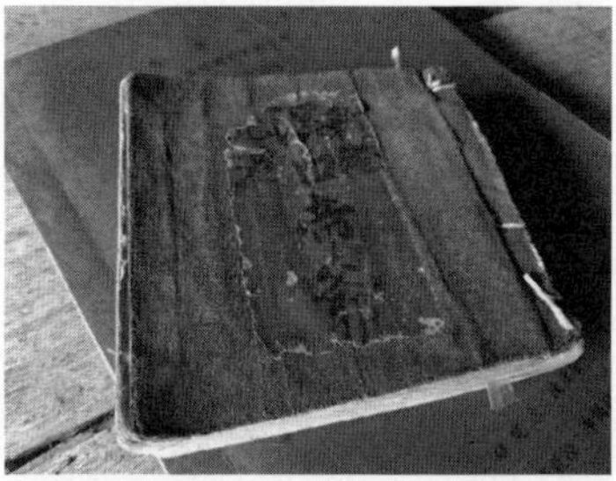

藥籤簿。

（語屋文創／攝影）

宮」的藥籤；另一則是新港、溪口及後港的合集，內容包括了大林鎮的「昭慶寺」、保生大帝、三山國王及排子路等地的藥籤，翻開一看，還可發現其細分為內外科、眼耳鼻喉等科別。

兩本藥簿的紙張皆已脆化，張劉素邊翻邊輕聲說道，現在幾乎已經沒人再求藥籤。語畢，空氣中只剩下她翻動舊紙頁的聲響，傳統文化已然式微，從那泛黃破損的紙簿上，彷彿也可看見張劉素遠去的青春。

張劉素很親切，動作慢慢的，說話輕聲細語，好像對任何事都沒有太大情緒，問她學藥過程辛苦嗎？她只是笑笑說：「袂啦，哪會辛苦。」談到伺候公婆的甘苦，她也一句「公公對我不錯，婆婆比較凶。」淡淡帶過，平靜如溫水的語調中透著一股傳統女性的敦厚。

唯有談到一整牆面的特製藥盒，她才難得的展現出一絲驕傲。

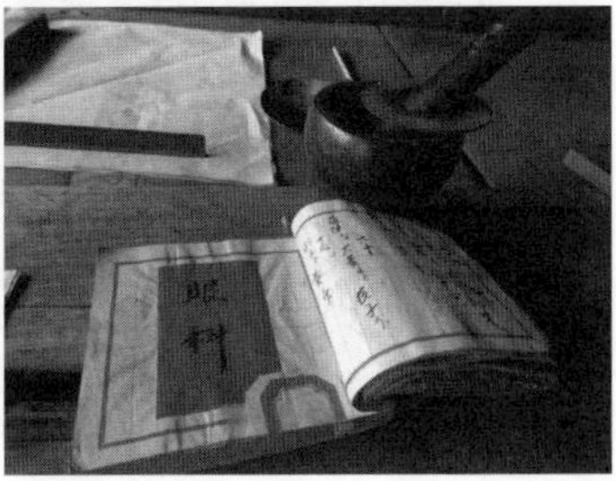

藥籤簿。

（語屋文創／攝影）

藥行內的一面牆邊，整整齊齊疊了數十個方正藥盒，盒身皆以娟秀毛筆字註記藥材名稱，仔細一看才發現，這些藥盒居然都是沙拉油桶改造而成。

張劉素說，當年開始興盛沙拉油，家家戶戶幾乎都有一整桶。她靈機一動，便搜集了許多油桶，洗淨之後剪去上蓋，便成了能夠堆疊整齊又方便收納藥材的藥盒。張龍川甚至還特意請來一位寫字特別漂亮的中盤商，在藥盒上一一寫上藥名。

「其他地方看不到，這種油桶做的藥盒只有我們有。」張劉素望著整面牆說道。當年提筆寫下藥名的中盤商早已過世，這些已超過五十年歲數的藥盒，卻記錄了張劉素溫厚性格中的一份巧思。

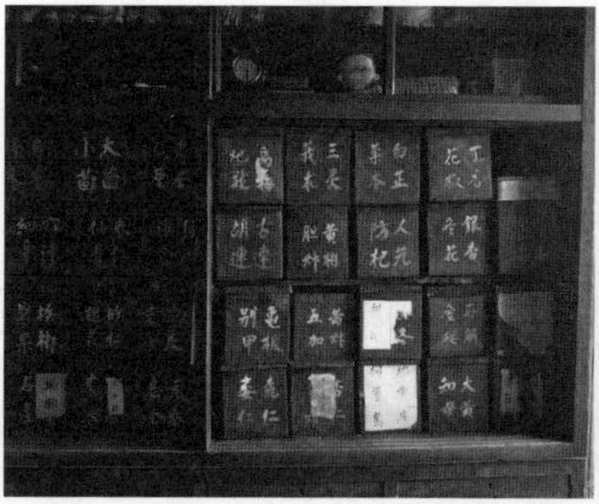
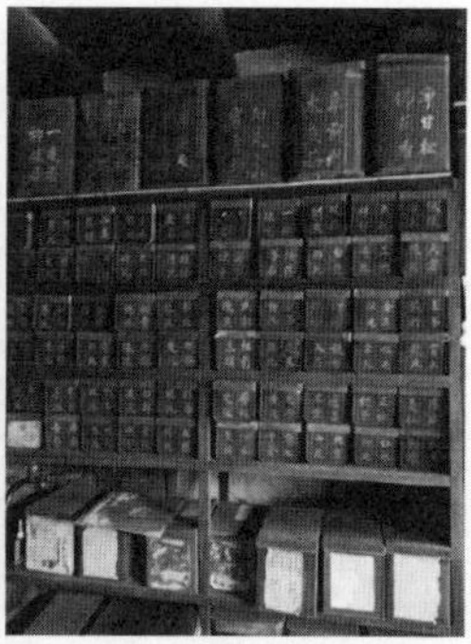

沙拉桶藥櫃。
（語屋文創／攝影）

別人眼中的古蹟，是我的家

被問起藥行裡有沒有保存古老的器物，張劉素答得乾脆：「無啊，攏無啊。」想了想，才拿出一桿象牙製的秤，示範過去如何秤藥；接著取出一個出乎意料沉重的小藥缽，「這個四斤多呀！」她左手托起缽，右手握杵，很迅速地擣了幾下。在這彷彿時間被撥慢的空間裡，張劉素示範擣藥的短短幾秒鐘，像是一段突然被快轉的電影畫面。

閒談當中，我們才漸漸意識到，古老器具並非如張劉素所說的「都沒了」，反而處處都藏著悠久的歷史。

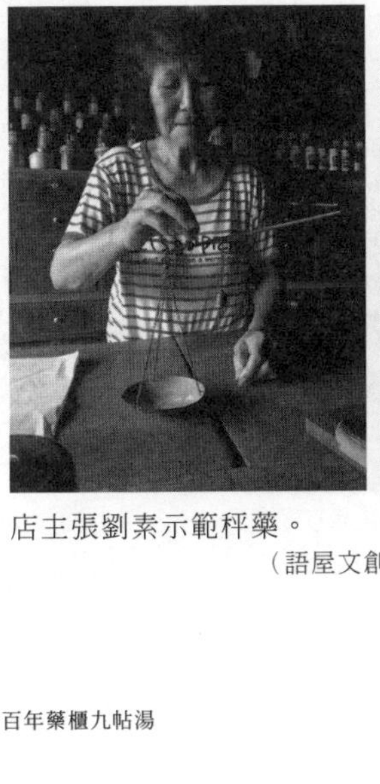

店主張劉素示範秤藥。

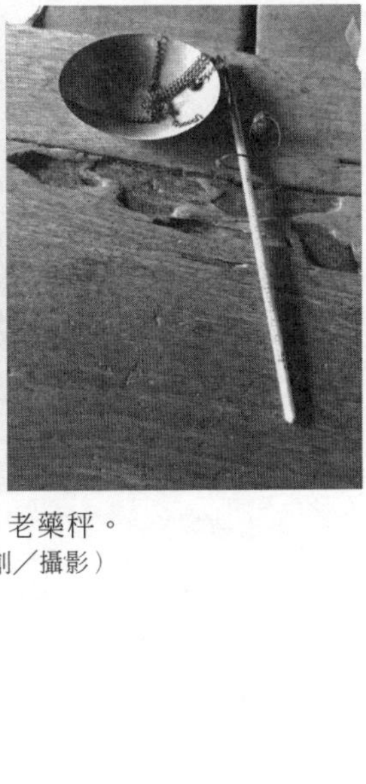

老藥秤。

（語屋文創／攝影）

例如藥行內不可欠缺的藥櫥。原來，張劉素的婆婆位於民雄的娘家，本來也想開設藥行，後來因故沒有繼續營業，便僱人將那具藥櫥從民雄一路扛到溪口來。實在很難想像，那麼大、那麼沉的一具藥櫥，如何光用人力運來此處。現在看來如此費力的搬運方式，在往昔不過是理所當然。

而我們圍繞著聊天的木製藥桌，居然可以從桌面打開，裡頭保有寬敞的儲物空間；張劉素往上一指，挑高的屋頂原來藏著俗稱「半樓仔」，可充當儲物間的閣樓，外露的電路管線爬過天花板，也是今日罕見的配置。

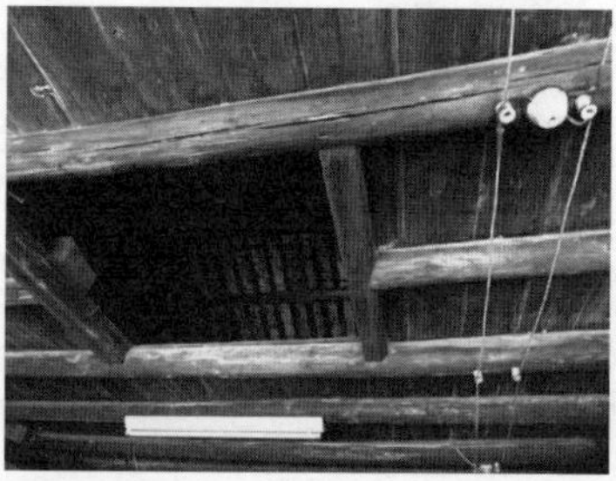

木造閣樓。

（語屋文創／攝影）

這間藥行從未改建或翻修過，一磚一物的年歲恐怕都大過張劉素。在外人眼中稀奇珍貴，亟欲一探究竟的「古董」，對張劉素而言，不過就是她守了近六十年的家。既然是家，又怎會一一細數究竟歷經幾年的歷史；既然是家，來歷又哪有溫度來得重要。

往事欲如何，藥房為歸宿

由於張蘭芽自小便在藥行幫忙，對於店內事物相當熟悉，退伍之後沒多久，張龍川便過世了，於是，張蘭芽與張劉素兩夫妻便接手經營張濟生中藥店。

那時吃中藥的人多，生意也好，光是溪口鄉就有六、七間中藥行。靠著藥行，張蘭芽夫妻將六個孩子拉拔長大，未料，開始全面實施健保給付之後，生意便一落千丈。

前幾年，多少還有些顧客來抓四物、黃耆燉補，近幾年溪口鄉人口老化、青壯年外移狀況更加嚴重，上門的人愈來愈少，甚至常常一整天下來都沒有收入。就連張劉素自己也很少吃中藥，頂多天氣冷的時候，抓一帖當歸燉湯暖身。

張劉素拉開藥櫥說，因為生意不好，藥材久了怕蟲蛀，她便用小塑膠袋將抽屜裡的藥材包起來，以前生意好時，根本不需要擔心這類問題。她邊說邊拎起一個塑膠袋，沒想到，連袋子都給蛀破，藥材的粉末從破洞傾瀉而出。張劉素不好意思的笑一笑，將塑膠袋收進空蕩蕩的抽屜。

「覺得無彩，也無法度啊，每間藥行生意都不好。」張劉素又露出那溫和的笑容，一一細數附近藥行的現狀：有的早就收起來了、有的還會開店，但連藥櫥都收起來了，連張濟生中藥店在內的四間，無不慘澹經營。而她每天開門的意義，早就不是為了做生意，「顧店就當作在顧厝。」

其實，張蘭芽過世之前，並沒有交待必須繼續營業藥行，但或許藥行就等於是張劉素的家，在家一天，不如就開門營業一天。

走訪了數間中藥行，多數店主對於中藥逐漸式微，或是痛惜，或是疾呼政府正視問題，或是力求轉型另覓出路。唯有張劉素的情緒最為平靜，確有不捨，但更多的似乎是認命，這間老藥行已不純粹是營生，彷彿也是她今生的歸宿。

一頓四十年的午餐

採訪時八十一歲的張劉素，六十年的歲月全待在這間藥行內，她很少談到丈夫或公公，只說過去的都過去了，再懷念也沒用。當被問及有沒有特別懷念的人時，出乎意料的，張劉素的答案，不是丈夫，不是顧客，而是一個老鄰居。

張劉素嫁到張家沒多久，隔壁便來了一對夫妻。這對夫妻原本住在嘉義，因先生調到溪口附近教書，便向張家租房住在隔壁。那位太太平日在家做裁縫貼補家用，每到中午就到藥行內一起吃午飯，跟張家人來往密切，與張劉素的關係也很好。

那對夫妻，直到七十多歲時才搬回嘉義，然而不到半年，那位太太便過世了。算起來，那一頓午餐，一吃就是四十餘年。

附近的老主顧，隨著歲月紛紛往生，一個一個從生活圈消失，就連丈夫也先走一步，店裡愈發冷清，就連跟盤商叫貨的頻率也愈來愈低。張劉素沒有細說她與那位鄰居的情感有多深，也許是那四十年的時光，兩位同為人妻的鄰居，互相扶持了一段，即使今日陰陽兩隔，昔日餘溫仍在。

百年藥店，到我這代為止

談起孩子，張劉素顯得相當欣慰，她的六名女兒幾乎都有穩定的工作及收入，當然也就沒有接手經營藥行的必要。

即使媒體報導、部落客介紹，被吸引前來的人潮宛如曇花一現，無法持續帶來生機。沒有下一代接手協助轉型，面對現實環境種種衝擊，年事已高的店主也無力回天，老藥行只能逐漸夕陽西斜。

「開藥行，生活度袂過。到我這代就沒了。」張劉素答得很乾脆，沒有多加痛惜，沒有表現太多不捨，僅是掛著那一抹含蓄的微笑。或許就如她所說，再懷念過去也沒用。

往事終究是往事，現實，從來就不是依靠過去就能度日。

離開中正路之前，碰巧有位先生正在路口屋簷下，年近六十歲的他從小就住在這條路上。「張濟生啊？我們小時候常去那裡玩啊，跟他們家的人都有認識，以前生意滿好。」他說。

據這位居民的描述，雖然往昔中正路是溪口最熱鬧的地方，但後來街市逐漸往外移，現在反倒是周遭熱鬧了起來，襯得中正路更加寂寥。

那麼，既然只有幾步距離，偶爾想吃當歸、四物時，會到張濟生抓藥嗎？滿頭白髮的先生很直接地說：「直接騎車去遠一點的藥行買啦，比較大，東西多。現在張濟生也沒什麼藥啦。」

午後的陽光熾烈依舊，這位先生比劃著這條小路解釋著歷來興衰，張濟生中藥店就在幾公尺不遠處。

想起方才張劉素在店口揮著手說：「有閒再來玩！」我們當然是忙不迭應允，不知道有多少遊客也如此承諾過？但有誰知道這間藥行何時會戛然而止？一間註定結束的老藥行，可能也不再需要絡繹不絕的顧客或是力求轉型的創新思維，而我們能做的，僅是為這些隨時可能消失的故事留下紀錄。

百年，在洪荒之中是多麼渺小的存在，然而其中一代又一代的人，他們的故事卻如此璀璨。認識他們，記憶他們，親近他們，或許是在此時光洪流中，我們所能盡的綿薄之力。

張濟生中藥店歷代傳人一覽

第一代：不詳
第二代：不詳
第三代：張龍川
第四代：張蘭芽／張劉素

張濟生中藥店

地址：嘉義縣溪口鄉中正路 35 號

營業時間：星期一至六：08:30—21:00
星期日：09:00—12:00

後記——曾經，他們熠熠生輝

陳默安

這個走訪百年中藥行的企畫，完成於二〇一八年，到了今年才得以出版，中途周折不斷，始料未及。

事隔三年再重新校稿，恍如隔世，卻又在頃刻間回到那段東奔西跑、挖掘中藥行故事的美好時光。

如今回想起來，走訪百年中藥行，真是一段漫長的旅程。漫長必有痛苦，必有收穫。

執行這份企畫前，我還擔心，都是超過百年的中藥行，故事會不會過於雷同？後來證明，我錯得離譜。

從南至北，從城市到鄉間、到漁村，我頂著豔陽，一回回鼓起勇氣走入一間間或許幽暗，或許敞亮的藥行，不斷叩問，不斷追索，不斷想像。

回想起來，那感覺不像採訪一個產業，反倒像誤入一片百家爭鳴的武林。一間店，一門流派，一條長河。入派者，勞其筋骨，練其心志，隨師苦習武藝，師傅是天，是地，是一條領你入門的路。

這些藥行曾共同享有一局盛世，也各擁一座山頭。每每聽那些掌門人訴說藥行的故事，總讓人感覺那是一個熠熠生輝的舊時代；老世界，有著我這門外漢不懂的規矩與作風。

如今放在角落蒙上灰塵的工具器材，過去是打天下的武器。只不過刀光劍影，不為殺人，而是救人。或者是曾經轟動一時卻已失傳的獨門祕方，多像江湖失傳的此生再也不復見的絕學。

在還不那麼遙遠的年代，沒有電腦，沒有訊息，最初的故事，都是靠著口耳，那麼顛沛地傳承下來的。

我坐在那些店裡，聞著百轉千迴的藥香，聽著繁盛如夜空的久遠歷史，撫過那些沉靜走過歲月的缽杵刀具，不禁心生感激，感激有人願意講述，願意記憶，願意分享。

為了採訪，首度踏進許多陌生的地方，一些從未想過會涉足之地。然而在訪談之後，我發現自己不只了解了藥行本身，還透過他們的口述，認識了這片土地的更多角落。除了記錄藥行故事，我也希望透過文字，勾勒出那一幕幕只存在於記憶中的日常風景，哪怕只得千分之一神韻。

接下來，我想聊聊那些沒有接受採訪的藥行。

書中收錄了九間藥行的故事，然而，拒絕受訪的店家遠超過這數量。原以為當今中藥行生存艱難，應該都會願意藉此管道發聲，或者僅是單純站在保存歷史的角度，似乎沒有太多拒絕的理由。直到開始執行企畫，才發現困難重重。

如果這些藥行有青年人接手，倒還好辦，寄信、官網、電話、臉書訊息都可聯繫。但若店主年事已高，不擅長使用網路，也不一定接電話，就只能不顧禮節地直接登門拜訪。

有一間藥行的店主是位中年婦人，聽我說明來意，她歉然微笑，說很想幫忙，希望為老店留紀錄，但她是媳婦，過去故事她實在不懂。見我注意角落的古董刀具，她不好意思的說：「哎，那是什麼，其實我也不太清楚。」

另一間隱身於鬧熱夜市，第五代店主已高齡近九十，但面容紅潤，聲若洪鐘，總是一襲筆挺西裝坐守店內。他非常堅持不受訪，但我不死心，坐在店內與他聊了好久。聽他說這附近以前是無止無盡的田，說他年紀輕輕就買得起汽車，口述了許多珍貴記憶，卻堅持不願意曝光。

而他的太太態度正好相反，以攔轎申冤的姿態，塞了一堆傳單到我手上，不斷要我替他們中藥行「作主」。

「妳寫我們故事這沒有用啦！妳要替我們讓政府知道，他們不可以這樣啦！」她是這麼說的。

故事真的沒有用嗎？只有聲嘶力竭的口號才能引起關注嗎？

還有一間老藥行，曾是北部地區的大盤商，名氣大，資歷老。若能訪談，應該可以補足更多關於中藥行中上游的故事，甚至就北部地區做更為整體的鳥瞰。我滿懷期待地約訪，這才發現，幾年前歇業了。我晚了一步。

我不是中藥行的一員，而我仍舊深深惋惜。

惋惜的是，那些曾佇立在街頭巷尾，彷彿開天闢地以來便存在的中藥行消失了，漸漸的，他們的故事沒有人會記得了。

如果連故事都沉默，你我又何以被記憶。

我沒有能力、也無意為任何一方「作主」，僅僅是想盡所能記錄這些屬於臺灣記憶一部分的故事。就如同篇章中提及的藥材或補湯，療效見仁見智，我真正想做的，是從這些散落的元素中挖掘過去一景，並試圖拼湊起屬於這片土地的故事。

唯有打動人心的故事，才能喚起社會對於該議題更深切的關注，我們也將意識到，這是值得引以為傲的珍貴文化。

原本，計畫採訪十間百年藥行，後來不管怎麼邀約、怎麼詢問，始終找不到第十間。

後來想，九間也好，或許有人在讀到這本小書後，也開始想了解自家巷口的那間中藥行；或者是有更多藥行願意說出自己的故事，補足我的力有未逮。

百年藥櫃九帖湯——走訪飄香一世紀的中藥行

松齡—02

作者	陳默安×語屋文創工作室（莊敦榮）
封面題字	蔡孟宸
繪者	李綻辰
內頁設計及封面協力	徐莉純
發行人兼總編輯	賴凱俐
出版者	松鼠文化有限公司
地址	260024 宜蘭縣宜蘭市黎明三路一段57巷20號4樓
電話	（02）2234-2783
客服信箱	squirrel.culture@gmail.com
Facebook粉絲頁	www.facebook.com/squirrel.culture
法律顧問	陳倚箴律師
印務經理	陳金進
印刷	海王印刷事業股份有限公司
總經銷	紅螞蟻圖書有限公司
地址	114066 臺北市內湖區舊宗路二段121巷19號
電話	（02）2795-3656
初版一刷	2021 年 2 月
二版一刷	2021 年 3 月
定價	新臺幣 360 元
ISBN	978-986-94332-9-7

國家圖書館出版品預行編目(CIP)資料

百年藥櫃九帖湯——走訪飄香一世紀的中藥行 / 陳默安, 語屋文創工作室作. -- 二版. -- 宜蘭市 : 松鼠文化, 2021.03
面 ; 公分. -- (松齡 ; 2)

ISBN 978-986-94332-9-7(平裝)

1.中藥 2.藥局 3.中醫史 4.臺灣

414.92 109016516